パートスタッフ中心のクリニックがプロフェッショナルチームになる13の方法

根本 和馬
アンリミテッド株式会社 代表取締役
医経統合実践会 主宰

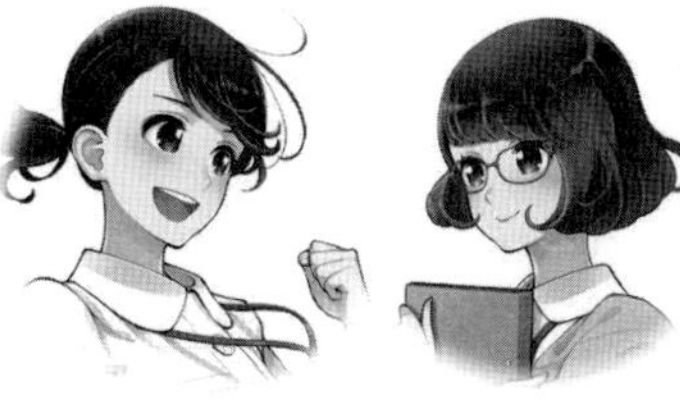

中外医学社

●目次●

カバーイラスト　小山鹿梨子

パートスタッフ中心のクリニックが
プロフェッショナルチームになる13の方法

はじめに

人口減少に伴う労働力不足は、日本全体が抱える大きな問題点となっています。もちろんクリニックなどの医療機関においても例外ではありません。

大手企業が『週休3日制』『在宅勤務可能』『保育士がいる保育スペースの提供』『出勤の際にペットの同伴可能』など、勤務条件を充実して人材の獲得に躍起な中で、規模のことだけを考えたら零細企業と言わざるを得ないクリニックは、ますます応募が減っている状況です。

「5年前は求人誌に広告出したら20~30人の応募があったけど、今はせいぜい3~4人、しかもよい人材となると、ほとんどいないなぁ…」

遠い目をして、このように言う院長は決して少なくありません。

そんな状況ですので、本当は正社員を雇用したい思いはあるものの、あまりの募集の少なさにパートスタッフを採用しているクリニックは多くありますし、「パートだとボーナスを払わなくてよいので、パート中心のスタッフ構成にしている」という考えの院長も一定数います。

一方、育児や介護など様々な理由によって「本当は正社員で働きたい気持ちもあるけど、すぐにそれは難しいからひとまずパートとして働きたい」という人もいますので、クリニックがパートスタッフを雇用するというのは現実的によくあることです。

私は2005年からクリニック専門の経営コンサルタントとして活動してきましたが、概ね正社員よりもパートスタッフの方が「当事者意識」が低いことが多いです。

ちなみに、本書における「当事者意識」とは、「クリニックで起こっている全ての出来事は、自分に関係があるという意識のこと」を指し、逆に、「私はその日休みだったから知りません」「私は看護師であって、受付ではありませんので、それは私の仕事ではありません」「そのことは私は知りません」などの感情を「非当事者意識」と表現します。

JCOPY 498-04862

こう考えると、ほとんどのパートスタッフは「非当事者意識」で働いていることがわかります。何かの悩みがあって本書を手に取られた院長先生も「こ、これは、うちのスタッフのことが書いてあるじゃないか！」と思うかも知れません。

現実的な話として、パートスタッフよりも正社員の方が勤務日数が多く、勤務時間が長いこともあり、仕事に費やす時間やエネルギーが多いので当事者意識になりやすいのに対し、パートスタッフは「まだ子供が小さいから、無理なく働きたい」「子供が小学校から帰ってくるまでの間、仕事をしたい」「親の介護もあるので、長時間仕事ができない」など、何らかの制約の中で仕事をしています。よって「ここから、ここまでが、自分の仕事」と、仕事に対する境界線が正社員のそれと比べてはっきりしていることが当事者意識を低くしている一因です。

しかし、だからと言って「うちはパートスタッフが多いんだから、当事者意識が低いのは仕方がない」で済ませてしまっては「人口減少」「保険点数減少」「競合クリニックの増加」「ネット社会の今、患者がクリニックを選ぶ時代」など、年々厳しくなるクリニック経営環境において、長く生き残っていくことはできません。

私は2011年に創業し、これまで7年間会社経営をしておりますが、秘書・事務スタッフのほとんどがパートスタッフです。この経験を通して確信していることは「どうせパートスタッフだから…」という固定観念がパートスタッフの当事者意識の低下を加速化させ、逆に、パートスタッフ中心の組織でも、必要な対策を講じればプロフェッショナルチームは作れるということです。

本書はこれまでの13年以上に渡るクリニック経営コンサルタントとしての、そして7年以上に渡る自身の会社経営の経験を基に、パートスタッフ中心のクリニックがプロフェッショナルチームになる13の手法をご紹介します。

社会人になってからのセミナー参加、他院・他業種見学、そして読書などの、いわゆる「勉強や学び」というのは、実践のためにするものです。本書に紹介している手法をひとつでも多く実践し、貴院がさらにプロフェッショナルチームに近付いたとしたら、著者として、これ以上の喜びはありません。

1 理念を浸透させよう

クリニックをひとつにまとめるために不可欠なもの、それは医院理念です。医院理念は簡単に言えば「クリニックが何のためにその地に存在しているのかを示すもの」「クリニックの目指す方向性」「クリニックのモットー」などを指します

「医院理念がない」「とりあえず近隣のクリニックの理念のいいとこ取りした、寄せ集めの内容になっている」というクリニックが意外に多くありますが、それはまるで行先の決まっていない船のようです。

よく言われることですが、ディズニーランドで働く人（キャスト）の9割はパート・アルバイトであるにも関わらず、なぜあれだけサービス力が高いのかと言うと、アトラクション、お土産売り場、レストラン等々どこの部署で働いているとしても、キャストは「全

てのゲスト（お客様）にハピネス（幸福感）とエクスペリエンス（感動体験）を提供すること」をモットーにしているからです。

「今、自分の振る舞いによって、ゲストがハピネス&エクスペリエンスか?」と自問自答することで、その問いにYESならその行動をやり続け、NOなら止めるということが自然とできているのだと思います。

ちなみに私が主宰する医経統合実践会では、セミナーのゲスト講師に、「この病院で死にたい」と日本全国から患者さんが集まる亀田メディカルセンター理事長の亀田隆明先生をお招きしたことがありますが、亀田メディカルセンターのモットーは「Always Say YES!」です。もちろんこのモットーを掲げることで、すぐにスタッフが同じ方向を向くわけではないと思いますが、まずは掲げることが大切なのです。

続いて、その理念をスタッフに浸透させていくための5つのステップを説明しましょう。

JCOPY 498-04862

なぜその理念を掲げたのか、院長が思いを語る

弊社のセミナーに参加したことがある院長は、何度も耳にしていますが、経営者の最大の仕事は『伝えること』です。世界的名著に、『人を動かす』（デール・カーネギー著）がありますが、人を動かすためには伝えなければいけません。スティーブ・ジョブズが「Ａｐｐｌｅが電話を再開発しました。その名はｉＰｈｏｎｅです。ｉＰｈｏｎｅにはこんな特徴があり…」とその魅力を伝えたからこそ、爆発的な大ヒット商品になったのです。

医院理念も例外ではありません。「なぜこの理念にしたのか？」を何度も繰り返し伝えることが大切です。その積み重ねによって、次第にスタッフに理念が浸透していくのです。

よく理念を額縁などに入れているクリニックがありますが、だからと言ってスタッフがその理念を言えるかというと、全くそんなことはありません。繰り返しになりますが、とにかく院長は経営者として伝え続けることが大切なのです。

院長が理念に沿った行動をする

個人にも組織にも言えることですが、言っていることと行動に一貫性があった時、人は信用を寄せるものです。例えばあるスタッフが「私はクリニックのために頑張ります！」と言葉では立派なことを言っていても、患者さんへの応対に笑顔が全くなかったら、先生はこのスタッフを信用するでしょうか？

それはスタッフから見ても同じことです。「患者様に真摯に向き合い、地域に愛されるクリニックをスタッフ一丸となって創ります」という理念を掲げたはずの院長が「診療時間開始になっても診察室にいない」「患者さんの方を全く見ないで診療している」「スタッフに挨拶も感謝も何もない」では、スタッフは院長を信用することはできません。

それどころか、これは私も7年の経営者人生の中で痛感したことでもありますが、経営者はスタッフにこうなってほしいという姿を、まず自分が誰よりも実践してこそ、初めてスタッフに伝わるものなのです。例えば「患者さんに笑顔で接してほしい」と期待した場

JCOPY 498-04862

合、まずは院長が患者さんにマスク越しであっても笑顔で会話したり、「仕事をしていく上ではスピードが大切なので、迅速に行動することを心掛けてほしい」と期待するなら、まずは院長が何事にも迅速に対応するなどです。

このような院長の姿をスタッフが何度も目の当たりにしていく中で「この先生は本気だ。私ももっと頑張らないと」という意識が芽生えるのです。私の感覚ではスタッフに求める3倍量を院長が実践して初めて、ようやくスタッフに1伝わるものです。

朝礼で唱和する

この本を読むほど経営に対して意識が高い院長のクリニックですから、おそらく朝礼を実施しているかと思います。その朝礼において理念を唱和するのです。私が定期的にコンサルティングにお伺いしているクリニック（以下クライアント）では、朝礼の司会を順番制にしており、その日の司会のスタッフが「では、理念を唱和します。私たち○○クリニックは…」と理念を言った後に、あとのスタッフが続いて唱和する、という流れが一般的です。

自分の言葉を一番近い距離で聞いている耳は、他ならぬ自分の耳です。よくも悪くも言葉にすることで、その感情が強化されます。理念を繰り返し口にすることで、耳から脳へ、脳から心へ浸透していくのです。

朝礼で唱和するということは、仮に1カ月の診療が20日あったら、1年間に240回、10年続ければ2400回、唱和する機会があるということであり、その積み重ねはとても大きいのです。

患者さん、スタッフが見える場所に掲示する

患者さんはもともとクリニックに行きたいと思っているわけではありませんので、「いつまで待たせるのか」「ちゃんと説明してくれなかった」など、ネガティブな感情になりやすいのが一般的です。そんなネガティブな感情を受け止める院長、スタッフも、いつの

JCOPY 498-04862

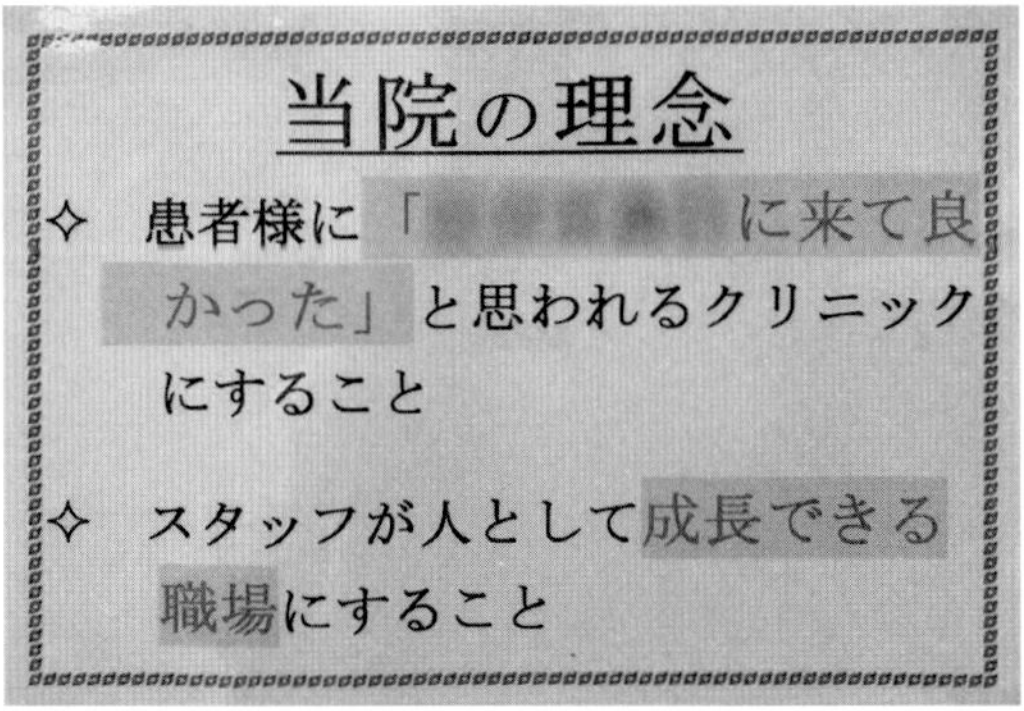
当院の理念
✧ 患者様に「
に来て良かった」と思われるクリニックにすること
✧ スタッフが人として成長できる職場にすること

クリニックの理念を見やすい場所に掲示する

間にかその感情に引っ張られるということがあります。

そんな時、見える場所に理念が掲示してあることで「今は大変だけど、私（たち）は、この思いで仕事をしているんだ」と、思い返すことができるのです。

上記クライアントのようにスタッフが診療中にも見えるように理念を掲げてみて下さい。

待合室や診察室など、患者さんに見える箇所に額縁を飾るならなおのこと、スタッフは理念を憶え、それに合った行動ができる必要があります。

定期的にテストを実施する

「テスト」というと重荷に感じやすいですが、人は基本的に易きに流れるものです。「医院理念、できるだけ憶えて下さいね」では、余程意識が高いスタッフでないと憶えようとはしません。

だからこそ「テスト」というある程度の強制力を使う必要がありますが、ここで大切なのは抜き打ちテストにはしないことです。

院長が勤務医として病院で働いていた際、ある日突然「うちの職員がどれだけ理念を憶えているか、これからテストします」と言われたらどんな気持ちになるでしょうか？　おそらく理念は書けないでしょうし、その結果「ちゃんと理念を憶えていない自分は、組織に所属している者として、意識が低かったな」という気持ちには全くならないのではないでしょうか。

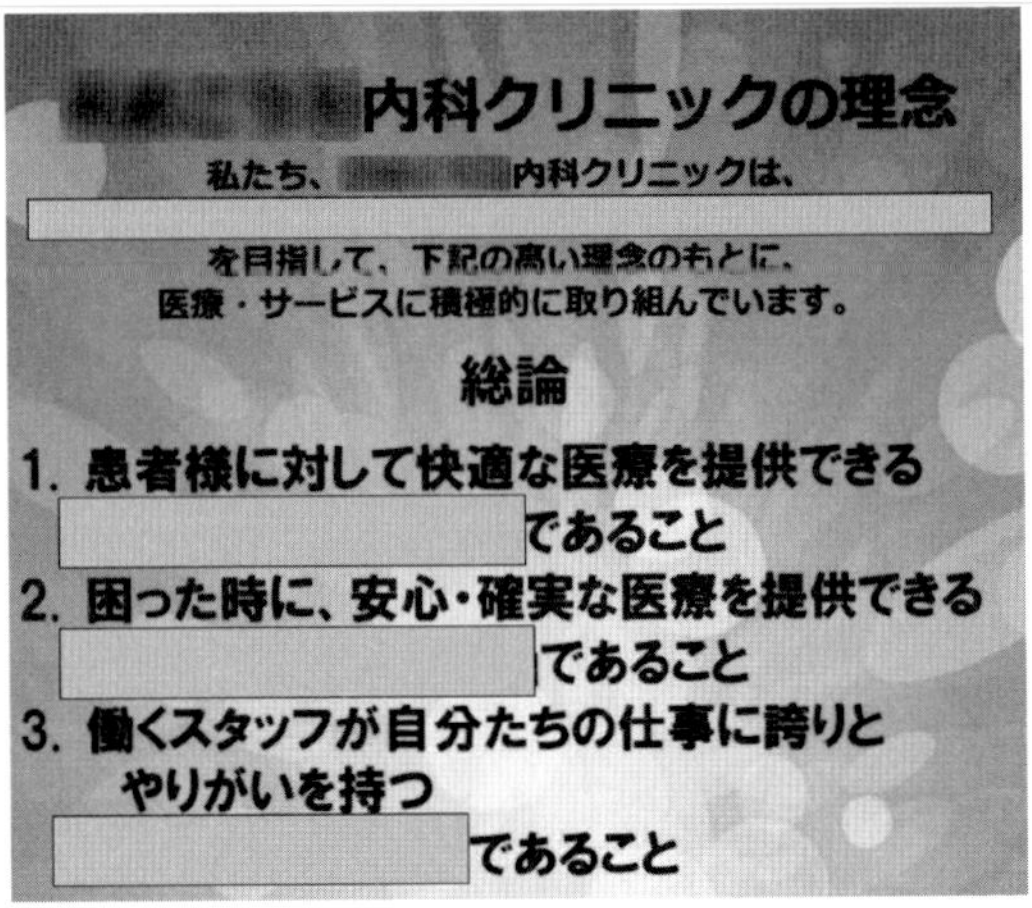

✤「穴埋め形式」で理念を覚えやすく

むしろ「何で急にテストなんかするんだ！　理念なんて憶えているわけないだろ！　全くうちの病院は意味ないことやりやがって！」と、職場に対してネガティブな感情を抱くのではないでしょうか。無論、クリニックで勤務するスタッフにも同じことが言えます。

こんなことになっては本末転倒ですので、「うちで働くスタッフとして、このクリニックが何のために存在しているのかという目的や意味を理解しているかは、すごく大切です。そのために皆さんには医院理念がどこまで頭に入っているかテストしたいのですが、○月○日のミーティングの時間を使ってテストを実施しますので、しっかり憶えてきて下さい」と、事前アナウンスをしっかり行って下さい。

なお、テストの形式ですが、全文を一言一句書いてもらうのもよいですが、特にパートスタッフは基本的に「労働時間以外はプライベート（家事・育児）の時間」ですので、それはハードルが高いかも知れません。

お勧めなのは、前ページに掲げたクライアントのように、穴埋め形式にすることです。これであればテストを受けるスタッフはグッとハードルが下がります。

なお、本書はパートスタッフが多いクリニック向けの本ですので「こういうテストに時給を発生させるのか？」という疑問があるかと思いますが、よほどのことがない限り、診療に関することはもちろん、診療以外の取り組みについてはなおさら、しっかり給与を発生させないとスタッフから不満が出る可能性が高いです。

「パートスタッフなんて、自分の都合で辞めるんだから、そこまでお金を掛けなくてもよいのでは？」という気持ちもあるかも知れませんが、後述しますが、今は家庭の事情などでパートという選択肢しかないスタッフも、いずれ正社員で働きたいという状況になるかも知れません。募集広告を出せば何十人もの応募があるクリニックでしたら、その必要はないかも知れませんが、今後はさらに労働力不足の時代ですので「ここでなら長く働きたい」と思うスタッフは、大変貴重です。

そんなスタッフのやる気を削がないためにも、前述した「診療以外の取り組みについての時給の発生」という配慮は大切です。

ここまで理念の浸透について書きましたが、何事も一朝一夕で成果は出ません。日々の愚直な積み重ねの結果として、大きなものが得られるのです。

なお、理念の内容ですが、長文の内容を何項目も掲げているクリニックがありますが、それはあまりお勧めしません。前述したディズニーランドの「全てのゲストにハピネスとエクスペリエンスを提供する」や、亀田メディカルセンターの「Ａｌｗａｙｓ　Ｓａｙ　ＹＥＳ！」のように、スラスラと言葉にできる程度の短さである方が望ましいです。

「医院理念をそんなにコロコロ変えてもよいものか？」という意見もあるかも知れませ

んが、院長が自分の言葉で伝えられ、より多くのスタッフに浸透し、それが形となって患者さんに還元されてこその医院理念です。まず院長が一言一句空で言えるものでないなら、そんな理念に意味はありません。

ぜひこの機会に医院理念を見直してみてはいかがでしょうか。

2 採用の仕組みを強化しよう

これまで多くのクリニックのホームページの「求人情報」のコンテンツを見てきましたが、ほとんどのクリニックでは、

「現在、当院では看護師（医療事務）スタッフを募集しています。素直で明るい方のご応募お待ちしております。経験者優遇。電話番号045-548-××××　担当（根本）」のような、非常にあっさりとした内容です。

「人生は求めたものだけが与えられる」と、多くの自己啓発書に書いてある通り、「人材」ではなく「人財」を採用したいと思ったら、その内容はさらに吟味する必要があります。

まして、クリニックはスタッフ数が多いところでも20人前後と、一般的に見たら「少人数のスタッフで構成する組織」であるため、スタッフひとりの言動によってクリニックが右にも左にも大きく傾きやすいので、たったひとりのスタッフであっても採用する上ではできるだけ妥協しないことが大切です。

しかし、ここがパートスタッフ中心のクリニックを経営していく難しさでもあるのですが、「パートスタッフは正社員と比べて、仕事に時間を使えるわけではないから、そこまで意欲的ではない」とは決して言い切れませんが、「パートスタッフは正社員と比べて、仕事に時間を使えるわけではないから、募集要項に熱い内容を書き過ぎると、かえって及び腰にさせてしまう」とは言うことができます。募集メッセージを作るにあたっては、熱過ぎず、冷た過ぎずのバランスが大切です。

それではどのような「求人情報」にしたらよいのか、以下に説明します。

JCOPY 498-04862

院長の動画メッセージを掲載する

企業名を言ったら誰もが知っている企業ならともかく、クリニックのような小さな組織で働こうとする人が重視するもの、それは「人間関係」です。特に「上司（つまり院長）がどんな人か？」は、職場を探す人にとって重要な情報です。

そこでお勧めなのは院長が応募者に対してメッセージを伝えているものを動画にし、求人ページに組み込むという方法です。クライアントのいくつかは院長が動画でメッセージを配信していますが、ちょうど弊社はパートスタッフを募集していることもあ

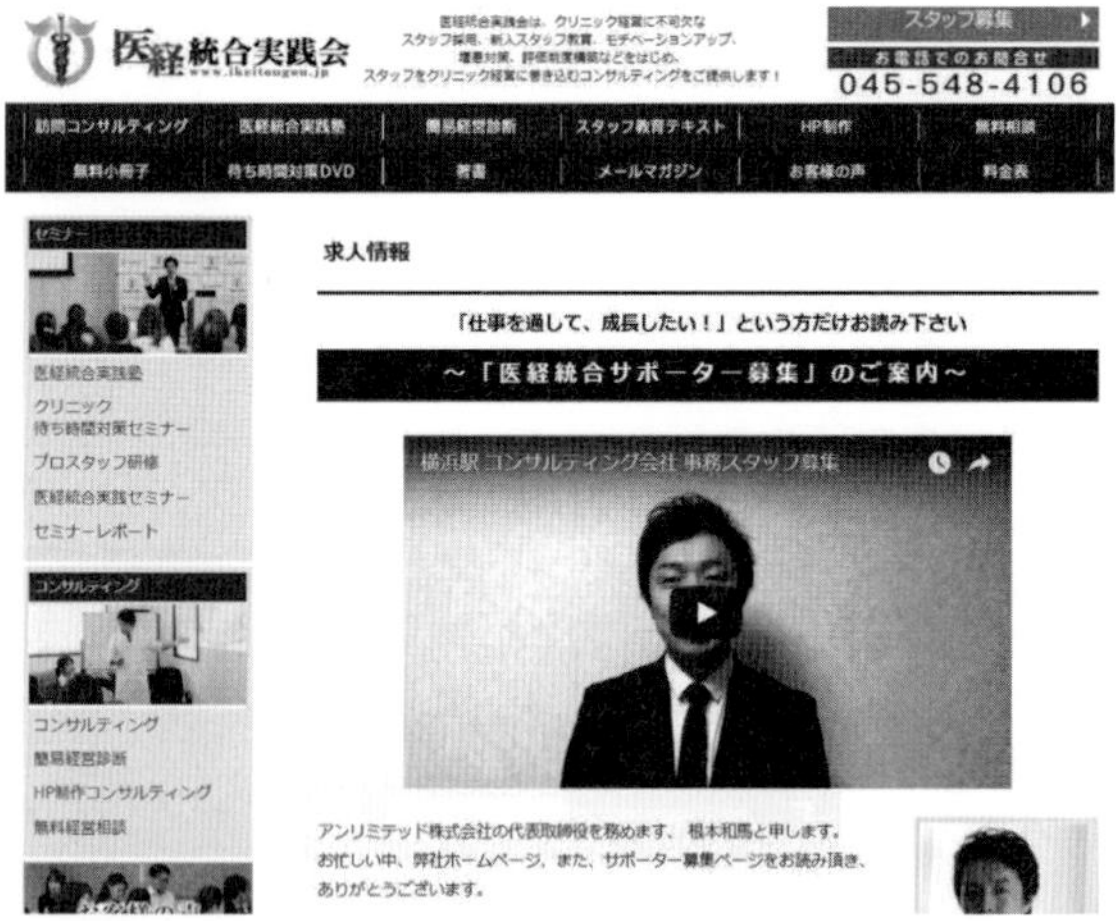

動画でメッセージを伝える

り、動画のメッセージをパートスタッフ向けに作っていますので、よろしければご覧下さい。

なお、動画メッセージは大体1~2分を目安にして下さい。あまり短くても院長の人柄や自院の魅力は伝わりませんが、だからと言って、長過ぎると見るのが嫌になってしまいます。

ここまでを読んで「確かに動画はよいかも知れないけど、ちょっとハードルが高いな…」と思った院長は、ひとまず歯を見せて笑っている顔写真を掲載するだけでも全然違います。

ちなみに、本書でインタビューに協力して下さっている北原 瞳さんが勤務されている、ふくおか耳鼻咽喉科様の採用専門ホームページは、当時で入社後1~2年経過しているスタッフ2名が「当院で学べること」「当院で働いてよかったこと」などをそれぞれ1分程度話している動画も掲載しています。このようなことが実現していると、かなり医経統合(スタッフをクリニック経営に巻き込む)が実現していると言えます。

JCOPY 498-04862

「業務内容」「こういう人に応募してほしい」という内容を書く

これからは「健康である間は何歳になっても働く時代」ですので、応募者にとって「このクリニックで働くことで、どんな技術や知識が身につくのか」はとても大切な情報です。これらをしっかり「求人情報」に書いて下さい。

同時に「こんな人に応募してほしい」という具体的な内容を明記するのもお勧めです。

例えば、

- 明るく元気で、笑顔のステキな方
- コミュニケーションを取ることが好きな方
- 新たな業務に対して、積極的にチャレンジできる方
- 自分から積極的に仕事を見つけられる方
- 仕事に対して「お金のため」だけではなく「自分の成長のため、患者様のため、クリニックのため」と思える方

- ホテル・レストランなどで受付、接客技術などのサービス教育を受けてきた方
- 質の高い接客をする遊園地やテーマパークで働いたことのある方
- パソコンスキルのある方（ワード、エクセルの使える方）

このような内容を記載するのです。

しかし注意点は「ただし、これらの条件を全て満たしていなくても、もちろん大丈夫です。『このような気持ちで仕事を頑張っていきたい！』と思われる方なら大丈夫です。ご安心下さい。」という一文をしっかり記載することです。人口減少に伴う労働力不足により、ただでさえクリニックへの応募が減っている状況ですので、あまり厳しいハードルを掲げてしまうと、それだけで敬遠される可能性が高いので注意が必要です。

勤務条件をできるだけ書く

応募者にとって勤務先を決める上で大切な要素、それは「給与」「勤務時間」です。

病院勤務の頃、厳しい修業時代を送ってきた先生ほど「お金や休みは後からついてくるもんだ！　働く前、半人前のうちから、お金や休みのことを聞いてくるなんて、けしからん！」という思いになりやすいですが、そもそも医師とスタッフでは見てきたものが違いますし、経営者とスタッフという立場でも考え方は大きく異なりますので、院長の考え方を強く押しつけ過ぎますと、大きな反発を生む可能性が高いです。

しかも現代はフェイスブック、ツイッター、インスタグラム、ＬＩＮＥ等、個人で情報発信できる時代ですので、条件面を曖昧にしてしまうと「××クリニック、ちょっと働いてみたけど、とんだブラック企業だったのですぐ退散した」などと投稿される可能性もゼロではありません。

ただし「今のスタッフが自分の時給や給与額をホームページで知られるのを嫌がっている」「近隣の競合クリニックに自院の給与額を知られるのは抵抗がある」などの理由があるのでしたら、せめて求人情報のページ内で「給与額は面接時にお伝えします」と明記しておき、加入保険などを書くに留めるという方法も一案です。

先輩スタッフの感想文を載せる

応募者が気になる情報、それは「このクリニックにどんな人たちが働いているのだろうか?」「このクリニックの人間関係は良好か?」ということです。

そのどちらの情報も満たす取り組みが、現在勤務中の先輩スタッフの「当院で働いての感想文を求人情報のページに掲載する」という方法です。

この感想文ですが、理想的にはスタッフひとりひとりの顔写真、フルネームと共に感想文を掲載している形が望ましいですが、この形式を採用できるのは、かなり院長とスタッフの信頼関係が作られているクリニックですので、現実的には難しいです。

この場合には、100パーセントの理想を追求するのではなく「では、どこまでならできるのか?」と、妥協点を見つけることが大切です。

JCOPY 498-04862

すると「苗字だけだったら掲載してもよい」「顔写真ではなくイラストだったらよい」と、スタッフが折り合える点を提示してくると思います。理想の形はあるものの、それを追求し過ぎた結果、総退職の憂き目に合ったのでは本末転倒ですので、0か100かの考え方ではなく、スタッフが折り合う点で着地するのがよろしいかと思います。

あともう一点、感想文を掲載する上で大切なのは、あくまで「応募者が見て、こういう先輩スタッフが働いているクリニックなら私も働いてみたい、と思うような感想文であること」です。よって「うちのクリニックはやることが多くて大変ですので、覚悟を持って応募して下さい」とか「うちには絶対的な影響力を持っているお局スタッフがいますので、その人の指示を素直に受け入れることが条件です」のような、あまりにも生々しい感想文にしてしまうと、かえって載せない方がよいということになります。

あらゆることに言えますが、「何のためにそれをやるのか？」を理解し、その目的が達しやすくなる行動をすることが大切です。

応募フォームを設置する

多くのクリニックの求人ページには募集要項の下に電話番号が書いてあるだけですが、これは大きな欠点があります。それは電話の繋がる時間帯、つまり診療時間帯にしか、応募者はクリニックに連絡することができないということです。

応募者の中には現在仕事をしている人もいれば、いない人もいます。特に現在仕事をしていながら、転職活動している人にとっては日中は仕事をしている可能性が高く、連絡しようとしてもできない状況がほとんどです。

そこで応募フォームを設置することで、診療時間外はもちろん、早朝や深夜でも求人ページから応募できるようになり、結果、応募者が増えることが期待できます。

ちなみに次ページはクライアントの応募フォームの一例ですので参考にして下さい。

JCOPY 498-04862

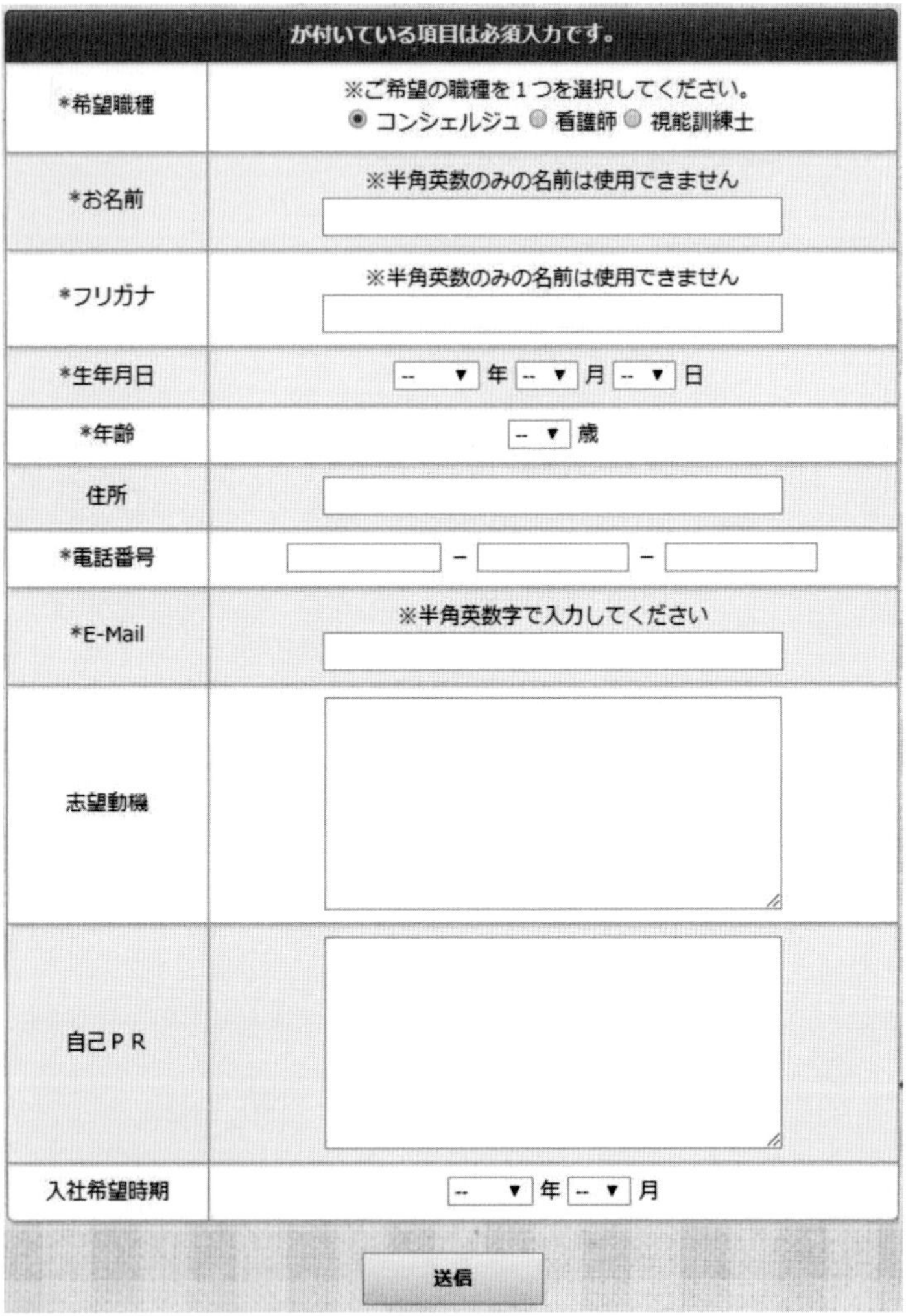

が付いている項目は必須入力です。	
*希望職種	※ご希望の職種を１つを選択してください。 ◉ コンシェルジュ ○ 看護師 ○ 視能訓練士
*お名前	※半角英数のみの名前は使用できません
*フリガナ	※半角英数のみの名前は使用できません
*生年月日	-- ▼ 年 -- ▼ 月 -- ▼ 日
*年齢	-- ▼ 歳
住所	
*電話番号	– –
*E-Mail	※半角英数字で入力してください
志望動機	
自己ＰＲ	
入社希望時期	-- ▼ 年 -- ▼ 月

送信

✤ 求人ページに応募フォームを設置する

応募フォームを設置する上での注意点は「入力項目を多くし過ぎないこと」「求人ページの末尾に組み込むこと」「スマートフォンで入力しやすいフォームにすること」です。

このフォームは前述したように求人ページの末尾に加えるのが望ましいです。よく「お問い合わせはこちら」のようなボタンを設置して、それをクリック（タップ）するとお問い合わせフォームに飛ぶように作る業者がありますが、応募フォームとお問い合わせフォームは異なりますし、特にスマートフォンで情報を得る人は、タップの回数が多かったり、別のページに飛ぶ必要があればあるほど、そのホームページ自体から離脱する可能性が高いです。

業者には必ず「求人ページの末尾に、応募フォームを設置して下さい」と伝えて下さい。

3 面接時に大切な情報を伝えよう

前述した、採用の仕組みを充実させた後に応募してきた人材は、条件面だけを見て応募してきた人材に比べて「このクリニックで働きたい」という思いが強い傾向があります。次に大切なのが入社面接です。

一般的に入社面接は応募者に対してクリニック側がいろいろと質問するものであり、それはそれで大切なのですが、あくまで入社する希望がある人に対して質問していますので、応募者側も模範的な回答をすることが多いと考えられます。例えば「他に面接を受けている企業はありますか?」うちはあなたにとって第何希望の職場ですか?」と尋ねた際に「他に気になっている企業がありまして、御社（貴院）は私にとって3番目の入社希望の職場です」などと答えることは、よほどのことがないと考えにくいものです。

このように応募者に対して質問することも大事ですが、それよりも入社面接で大切なのは、クリニック側が応募者に対して何を伝えるのかということです。

クリニックで働く上で理解しておいてほしいことを伝える

私のクライアントでは、応募者に対して左記のようなことを伝えています。

- 当院はプロフェッショナルが集まる医療機関ですので、一人前になるまでは自分の時間を使って練習や勉強をすることを期待しますが、努力できますか？
- 当院は少人数の組織であり、スタッフひとりひとりの言動が院内の状態に大きく影響を与えます。よって、仲間や職場への愚痴、不平、不満、文句などのマイナス発言は控えて頂いています。
- 当院は少人数の組織ですので、急な退職は患者様やスタッフに迷惑を掛けることになります。退職の意思がある場合にはできれば3カ月前には申し出て頂きたいです。

・当院ではホームページに「スタッフ紹介」というページがあり、そこにあなたの個人名、個人写真、患者様への一言メッセージなどを試用期間終了前のテストに合格し次第掲載することになりますが、問題ありませんか？

など、入社前に応募者に了解しておいてほしいことを箇条書きで掲載し、ひとつひとつの項目に対して了承したらチェックを入れてもらうことをお勧めします。

「パートなのにそこまでしなくてよいのでは？」という考えもあるかも知れませんが、私の中ではパートであろうと、正社員であろうと、給与を得る以上はプロフェッショナルだと考えていますので「パートだから○○しない」という思いはありません。組織を構成するのが正社員、パートどちらであっても、クリニックで働く上で大切なことは、入社前に伝えるようにして下さい。

労働条件を伝える

次に伝えるべき大切なことは給与や休みなどの条件面です。前述したように、スタッフにとって、

- 給与はいくらか?
- 昇給するタイミングは?
- 賞与支給の時期は?
- 勤務時間は何時から何時までか?
- 残業時間の計算方法は?

などの情報は大切です。正直私自身は経営者ということもありますし、そもそも仕事への意識や意欲がより高い人が開業、起業するものですので「お金や休みは、結果を出してから要求できるものだ」という思いがあります。だからと言ってそれを全面的にスタッフに伝えると信頼関係が崩れていきますので、スタッフの思いを汲み取りつつ、かつ、私の思

JCOPY 498-04862

いも伝えつつ、歩み寄りながらこれらの条件について決めています。

実際、クリニックはスタッフが１００人、１０００人単位で所属しているような企業ではなく、そのほとんどが少人数で構成されています。大企業にはできても、小規模な企業にはできないことはたくさんあります。

ですから私は何でもかんでも大企業のような職場環境を目指しましょうとは言いません し、また、もし私が読者として本書を読んだ際、そのように書いてあったら「この著者は全然現場のことがわかっていない」と、そこで本書を読むのを止めるかも知れませんから、決して「給与、労働時間、休みなどは労働者にとって大事なのだから、大企業のそれと同じように整備すべきだ」と言いたいのではありません。

そうではなく「当院はクリニックという小さい組織ですので、現時点でできるのはここまでですが、スタッフみんなの頑張りによって結果が出れば、より手厚い対応ができると思いますので、ぜひ力を貸して下さい」と伝えつつ、現時点で対応できる条件を書いた文書を渡すようにして下さい、ということが言いたいのです。

条件が書いてある文書とは、一般的に「雇用契約書」のことを指しますが、医療法人成りしているクリニックはもちろん、そうでないクリニックでも、社会保険労務士などの専門家によるアドバイスの下、雇用契約書に準ずる書面をスタッフに提示して下さい。

「給与や休みが十分に提供できない」ということが最もよくないのではなく「残業代の計算方法や年間の有給取得日数など、スタッフが働く上で重要な条件に関する情報が不透明である」ということが最もよくないのです。

インタビュー ● 院長に聞く①

「伝え続ける」ことで、パートスタッフもぐんぐん成長する

三島　渉 先生
上六ツ川内科クリニック（神奈川県横浜市）

「よいスタッフ」とは

根本――まずはベーシックなところからお聞きしたいのですが、ご開業されて何年目です

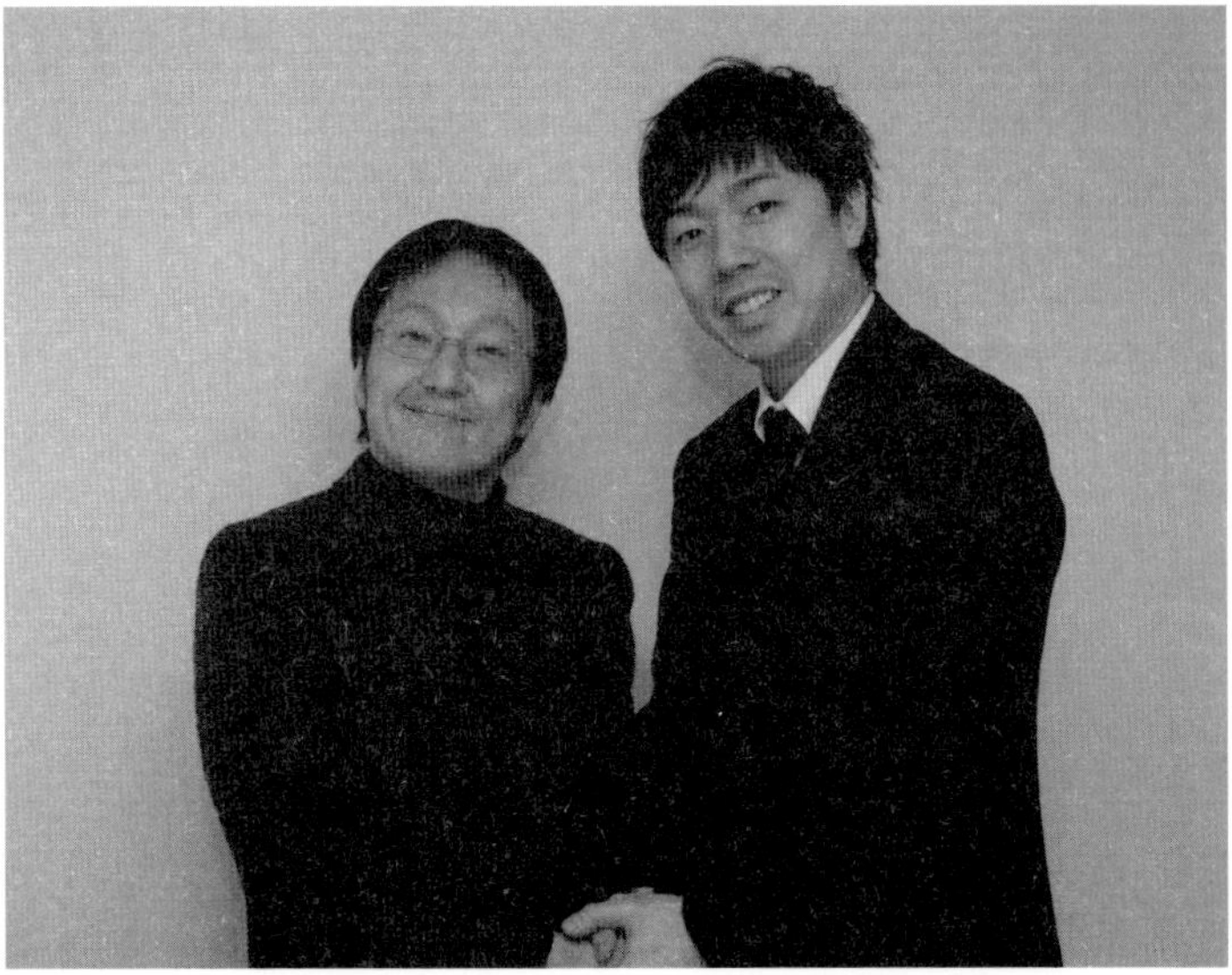

か。

三島――12年目です。

根本――ご開業しようと思われた理由は何ですか。

三島――私は呼吸器内科の専門医です。呼吸器系の患者さんは軽い状態のうちから治療していれば酷くならずにすみますが、酷くなってから治療しても軽い時の状態には戻せない病気というのが多いのです。そのため、大学や基幹病院にいると、重症になってから受診する紹介患者さんが多いので、治療の選択肢が少なくなってしまっているケースが多いのです。もっと早く診ていればもっといろいろなことができたのに……と。

根本――なるほど。

三島――ですからクリニックレベルで患者さんがもっと軽症の段階での受け皿になれば、その人がそんな病気に陥らないで済む、ということで開業しました。

根本――状態がそう重くないうちに診たいという想いから、ということですね。

今の常勤のスタッフとパートスタッフの人数を教えていただけますか。

三島――常勤が10人、パートスタッフは30人ぐらいです。

根本――パートスタッフを中心としたクリニックを作ろうと思われた理由はありますか。

三島――あえてパートスタッフを中心にしようと思っているわけではなく、よいスタッフであれば、パートや正社員という区別は特に考えていませんでした。

ただ、正社員に求める条件があって、勤務時間や勤務する曜日に制限がないことです。当院は週7日診療しているのですが、正社員には「この曜日に出て下さい」とこちらが言ったら出てほしいわけです。正社員なのに「日曜日は出られません」「祝日は出られません」という方はちょっと……それを皆に言われてしまうと成り立ちませんから。それから、子どもや家庭のことがあるから夕方5時には帰りたいとか、そういう方もやはり正社員としての雇用はできない。

だから週5日働ける方が正社員になって、それは無理だけれども当院で仕事がしたいという方がパートスタッフになっています。

根本――よいスタッフであれば正社員でもパートスタッフでもそれはあまり重要ではないとのことでしたが、三島先生の中でよいスタッフというのはどんな人材だとお考えですか。

三島――先ほどお話しした、私がクリニックを始めた理由や診療理念に共感してくれる人ですね。

根本――共感しているかどうかというのは、どのように判断されているのですか。

三島――当院のホームページにも載せているクレドを記載したカードを面接の時に渡します。そして、当院はこういうことを目指していくクリニックなんですよということを明確にお伝えした上で、その実現のために仕事をしていくということにコミットメントできるかどうかをみています。

根本――私も自分で会社をやっていますので、先生の想いはすごくよくわかります。ただし、理念や目指すべきものというのは、うちはこうですよと伝えてすぐにそうなるわけでもないと思います。そのような理想のスタッフに近づけていくために、何か具体的に取り組まれていることがあれば教えていただけますか。

三島――ひとつは、私がクリニックをなぜ始めたか、というようなことをミーティングの場で自らの口で語ること。あとはその理念をカードにして配布したり、掲示したり。

JCOPY 498-04862

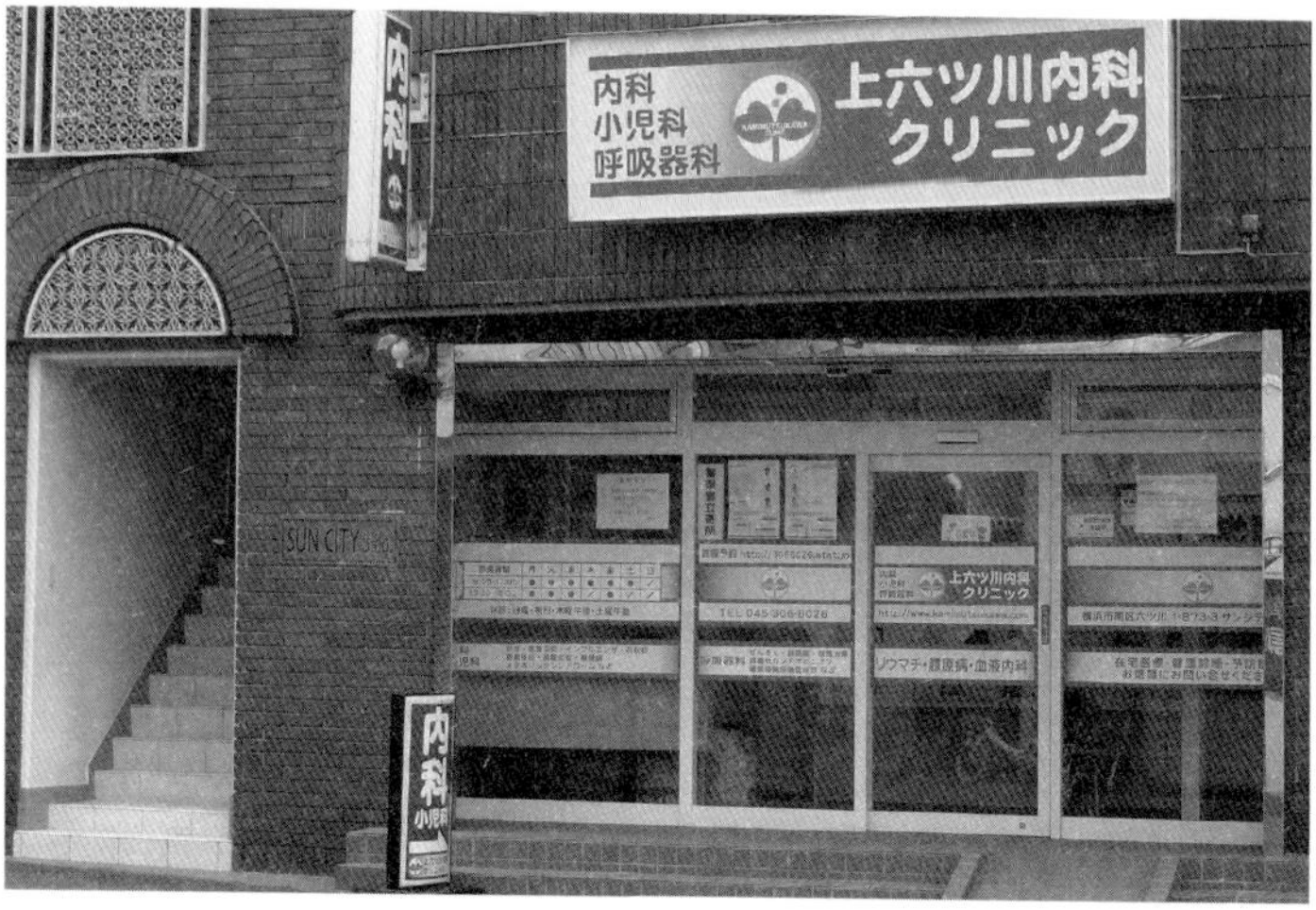

しかし、あとからの教育はやはり大変なので、採用の段階でそれははっきりさせています。

経営者の役目は「伝えること」

根本――私の印象では、スタッフにメッセージを伝えるのが不得意な先生の方が多い。コンサルティングやセミナーの時に「経営者の役目は伝えることですよ」と言うのですけれども、すぐに実践できる先生はもともとそういうことが苦手ではない先生だったりするのですね。そういう医院さんは先生の想いが伝わっているので、それなりによいチームになっています。でも、本当にやっていただきたいのはうまくいっていない方のクリニックで、なぜうまくいかないかというと、先生が伝えていないからなのですね。

読者の中には「伝えるのは大事なのだけれども、なかなか自分は得意ではなくて、どうしたらいいですかね」という方がいるかもしれません。先生だったらどうアドバイスされますか。

三島――それは経営者としての覚悟の問題だと思います。私も実はそんなに得意な方ではありませんし。でも、伝えることが経営者の仕事です。例えばそれは、医師が「患者さんを救うのが医師の仕事だ」と言っているのと同じレベルの話なのです。だから、「伝えるのは苦手だ」と言うこと自体が経営者としての自分に対する甘えだと思います。目の前の患者さんを救うために医師になった人が「でも僕、患者さんを救うのが苦手なんですよね」とは言いませんよね。それと同じレベルの話です。

根本――なるほど。

三島――それが苦手でやりたくないなら、勤務医をすべきだと私は思います。

根本――そういった経営者としての覚悟は、どうやったら生まれるものなのですか。

三島――自分が開業した理由がどれだけ強いかではないでしょうか。その人がどういう目標を持っているか、どういう人生を目指していくか、経営者としてどういうクリニックに

JCOPY 498-04862

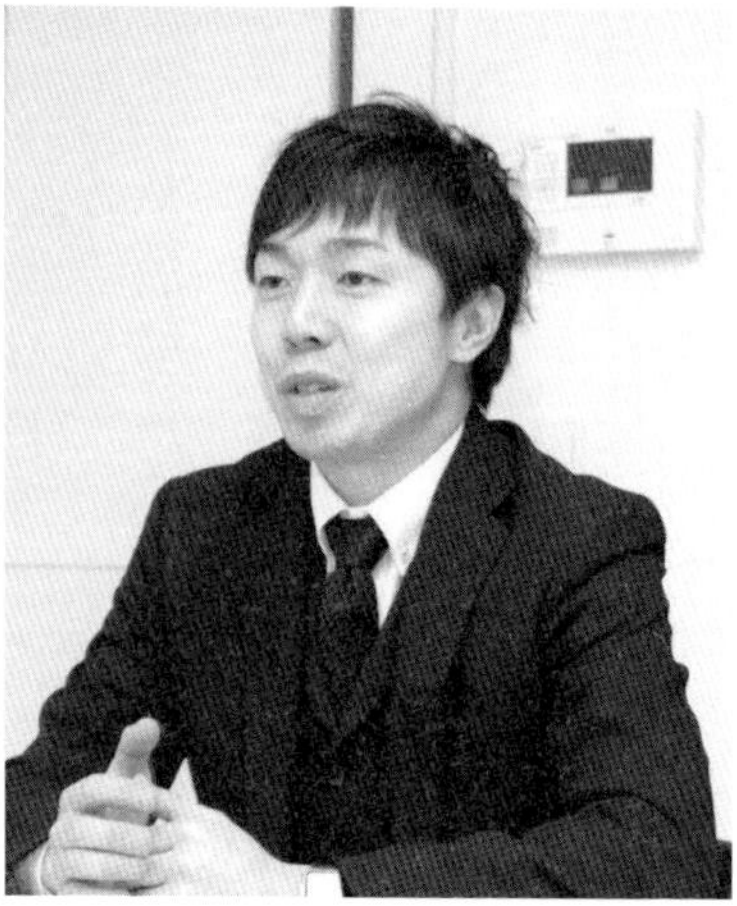

するか。全てはその想いが強いか弱いかであって、強かったらそういう発言は出てきませんよね。

根本――ちょっと伝えるのが苦手で……のような発言は出てこないと。

三島――そういうことを言う先生というのは、言い方は悪いけれども、そこまで強く思ってはいないですね。

根本――なるほど。そういう骨太なメッセージを先生からお伝えいただけるのは、私としてはありがたいです（笑）。私もセミナー等で、伝えるのは大事ですよ、それができないなら勤務医のままの方がよかったかもしれないですよ、というようなことを言っているのですが、クリニックをやっていない私が言うのと、実際にやられている先生がおっしゃるのとでは、やはり違いますね。

三島――そうですね。でも私も、今は偉そうなことを語っていますが、そういうことがわかってきたのはここ2、3年の話です。私が今偉そうに言っていたことが最初から理解できていれば、もっと早く成長できていたなと思います（笑）。一応10年以上やってきて、

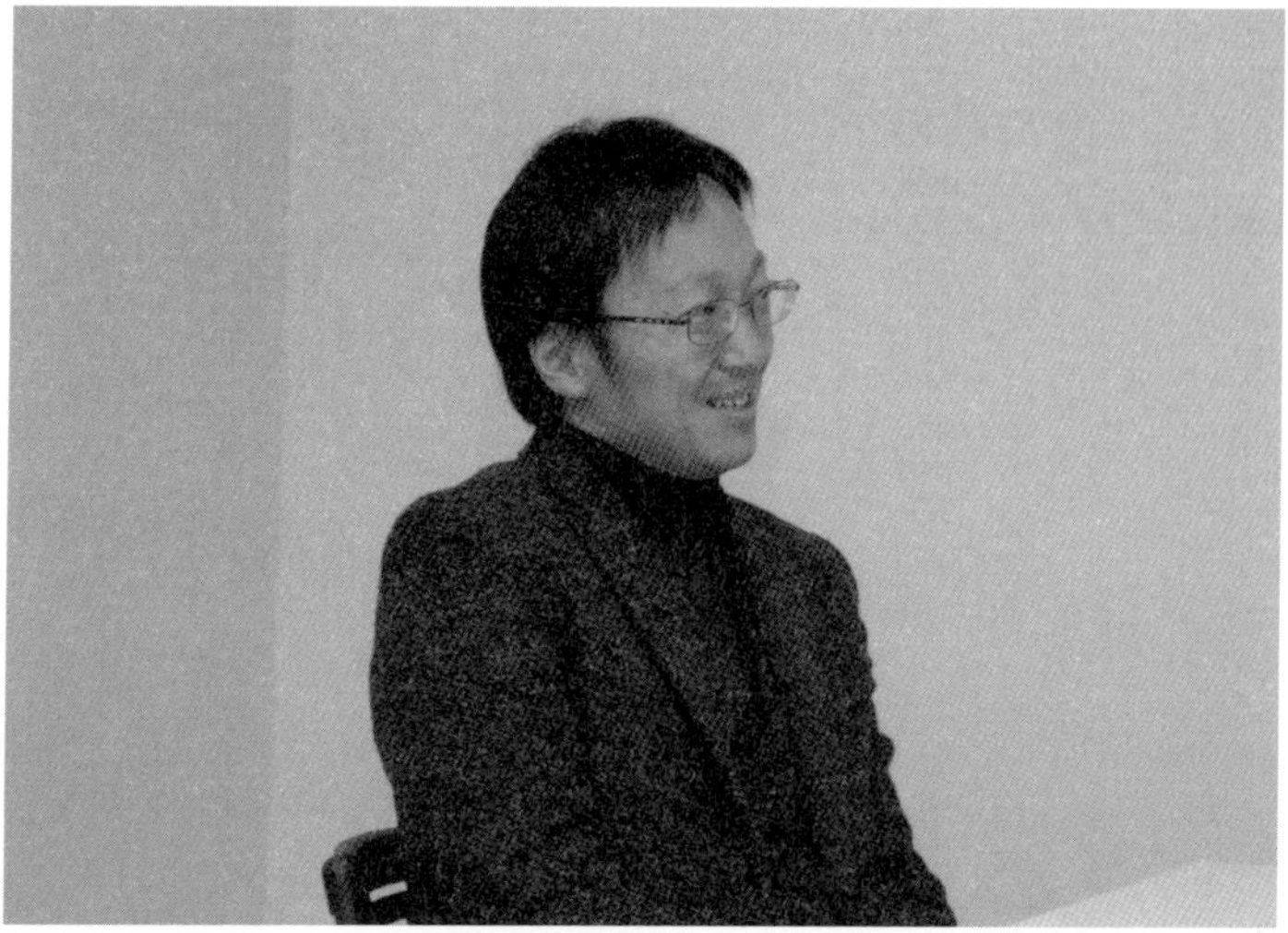

▲上六ツ川内科クリニック院長　医学博士　三島　渉先生。1997年、横浜市立大学医学部卒業。横浜市立大学病院、三浦市立病院、横浜船員保険病院での勤務を経て、2007年、上六ツ川内科クリニックを開業。

いろいろ学んだ結果として、現在のような結論に至っているので。

根本――初めてお会いしたのは5、6年ぐらい前ですよね。では、その後に気づかれたということですね。

三島――そうです。根本さんに初めてお会いした頃は今のような考えは全く持っていませんでした。

根本――スタッフの方に対して何か思われることはありますか。

三島――私が自分の思いを発信するようにしてからは、本日のミーティングでもご覧いただいたように、私は目標設定に一切関わらなくなりました。数値で計測できる目標にしてくれという条件をつけただけで。

JCOPY 498-04862

根本――それであの目標が出てくるのはすごいですね。スタッフの成長というのは経営者にとってすごく嬉しいですよね。

三島――そうですね。ただし、スタッフからは今でももっと考えていることをきちんと伝えてほしいとフィードバックを受けることもあります（苦笑）。

パートスタッフも成長できる

根本――パートスタッフの割合が多いクリニックを経営されていて、大変だなと感じることはありますか。

三島――例えば今日のミーティングにしても、パートスタッフはどうしても出席率が低いです。自分の想いを発信してスタッフに伝えるのが経営者の仕事と言いましたが、パートスタッフはそもそも時間が取れないからパートになっているので、こちらが発信しようとしてもその機会がどうしても限定されてしまい……そこが難しいですね。

根本――たしかに、当事者意識を持ちづらいですよね。

三島――教育は本当にしづらいと思っています。ただ、常勤スタッフの間で意識が高まってくるとパートスタッフであってもそれに影響を受けるようになります。だから常勤スタッフをきちんと教育してレベルアップすることによって、パートスタッフもそれに引っ張られる。常勤、パートにかかわらず理念への共感が高い人が周りに増えてくると、理念への共感が低い、給料さえもらえればよいというような人は居づらくなってきます。

根本――常勤スタッフの方のレベルアップによって引き上げられるパートスタッフもいれば、離れていくスタッフもいるということでしょうか。その後に入ってくる人材は、医院の理念やご自身の思いを伝えた上で、「どうしますか。入りますか」と聞くことをされているから、すごくよいチームが作られていくと。

三島――そうですね。最近は採用のハードルも上げていますし、ぎりぎりで採用することもやめました。

根本――少し余剰な状態でないと、1人減ったら「どうしよう!?」……となりますよね。

三島――そうですね。パートスタッフはなおさらのこと、ご主人の転勤など何らかの都合で急な退職者が出てもびくともしないようにしておいた方がよいですね。

根本――最初はパートスタッフで入社してきたけれども正社員に雇用し直すという制度も有効かなと思うのですが、こちらではそのような方はいらっしゃいますか。

三島――私はしてもよいのですけれども、当院では曜日勤務などの兼ね合いがあって該当

JCOPY 498-04862

する人が現れません。社会保険などはパートスタッフであっても要件を満たせば入れるようにしているので、長く働いたら社会保険を出すし、夕方勤務が可能になって、なおかつ日曜や祝日も出られますということになれば正社員に雇用し直すことになっても構いません。

根本――勤務日や勤務時間が求めるものに合致すれば、それは全然構わないという感じですか。

三島――そうですね。

根本――入社したパートスタッフが1カ月ぐらいで「正社員になりたいです」と言ってきたら、それもOKですか。

三島――こちらの求める時間に働けるならば構いません。

根本――半年は様子を見させてとか、そういう感じではないですか。

三島――それはないですね。

根本――その他に、これをやったらよかったということなど、何かありますか。

三島――やはり、学ぶ機会をどれだけ提供できるかですね。

根本――正社員、パートにかかわらず、1スタッフあたり年間いくらぐらいまでは投資しようといったお考えはあるのですか。

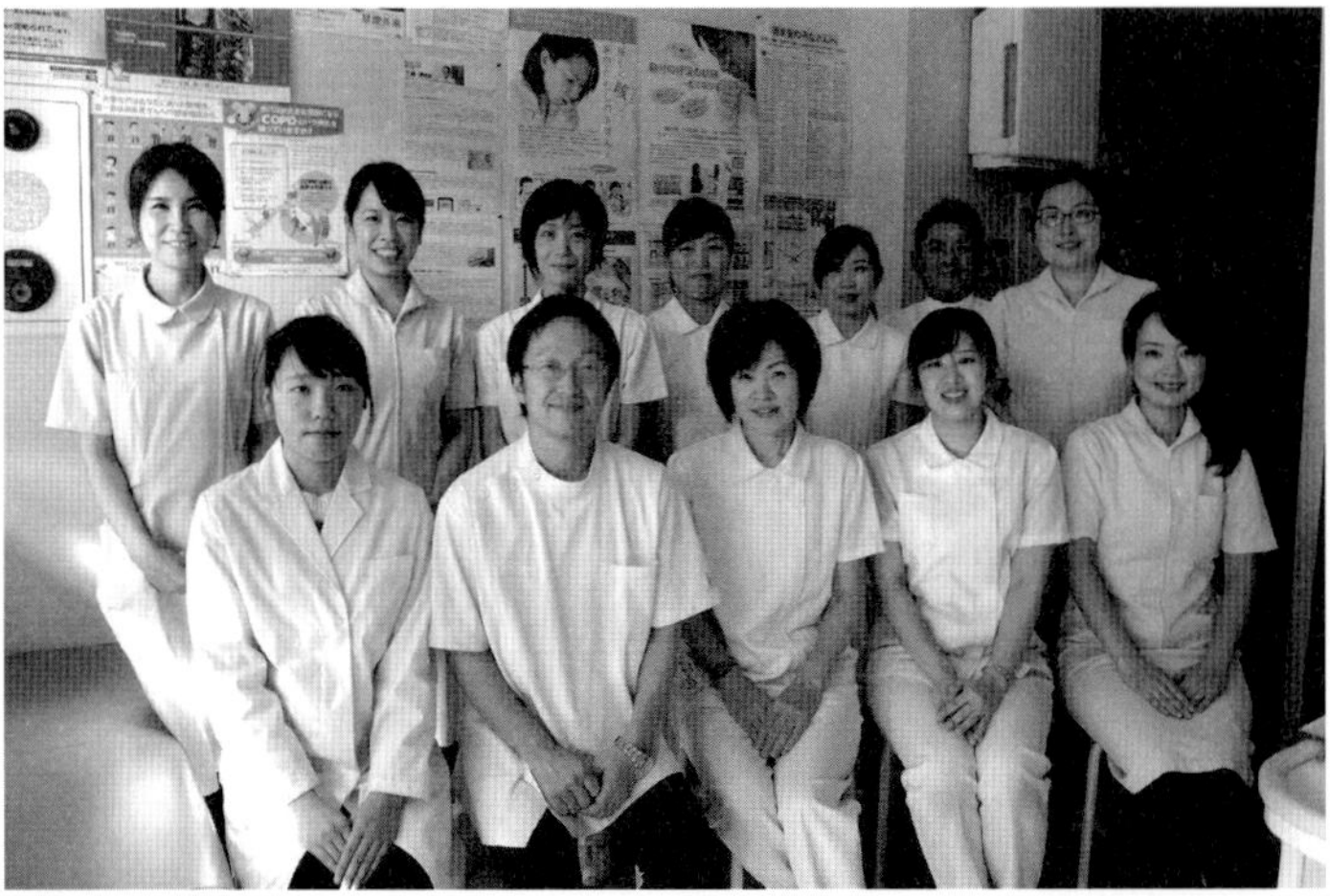

▲常勤スタッフとパートスタッフが、よりよいチームを目指して学び、向上に努めている。

三島――決めてはいませんが、結果的に1人20万～30万円ぐらい出しています。

根本――それはすごいですね。

三島――全員ではなくて、研修に「行きたい」と言った人だけ。強制的にこちらから「行きなさい」とは言いません。

根本――なるほど。こういうのがありますよとアナウンスだけされて。

三島――そうそう。それで「行きたい」と言われたら出します。

根本――行かれた後に、こういうことをやって下さいね、というのは何かありますか。

三島――先ほどのミーティングでの発表のような感じで、行ってみてどうだったかということと、今後の仕事にどう活か

JCOPY 498-04862

していきたいかという報告を、皆の前でシェアしてもらっています。

根本――一般論ですが、クリニックで働くスタッフ、特にパートスタッフには自己成長したいという願望はそんなにないのかなと……。

三島――当院では、その手の人は残念ながら離れていってしまいました。

根本――理念とか思いに共感できなかったと。

三島――そうですね。ミーティングで私が言うだけでなく、周りもああいう発表をするようになってくると、理念に共感できない人は職場の雰囲気に合わなくなってきます。

根本――そういう方が自然と離れていくのは、必要なことだったのだろうと思われますか。

三島――はい。本来はご縁のあった全ての人に理念に共感していただきたいとは思っていますが。ひとそれぞれいろいろな考え方や価値観があるので、強制することはできません。

根本――やはり経営者としての覚悟が必要なのですね。なるほど。

よりよいチームを目指して

根本――最後の質問ですが、クリニックさんの今後の目標、ご展望がありましたらお聞かせ下さい。

三島――軽症の段階から介入して重症化を防ぐということと、ほかの医療機関で提供していないような医療サービスを提供すること、それから医療業界を牽引する人材育成。当院はこの3つをミッションにしているので、それらの実現を目指しています。いちクリニックとしての方針は固まっているので、あとは人をどんどん入れて組織として拡大していきたいですね。

根本――分院展開を考えておられるのですか。

三島――はい、来年分院ができます。

根本――それは素晴らしいですね。あとは先生の思いや理念がしっかりと伝わっている人材をどれだけ増やせるか。

三島――そうです。それがここ5年ぐらいの私のテーマです。

根本――本書を読まれている院長先生やスタッフの方というのは、よりよいチームを作りたいと思われているから本書を手に取られているのだと思います。そういう方々にメッセージをいただけますか。

三島――8割ぐらいはリーダーの考えで組織が決まると思っています。自分が何のためにそのクリニックをやっているのか、そのクリニックを通してどういうことを実現したいのか、それらを明確に発信することが重要だと思います。

根本――本書を読まれるまであまりそういうことを考えられていなかった先生でも、まだ遅くはないのですね。

三島――私も最初から発信できていたかと言われると全然できていなくて……当院も最初は理念への共感が低いスタッフも実際いましたが、それはやはり私が悪かったのだと思っています。自分の想いにそぐわない人が組織にいたというのは、私の発信の仕方が悪かったからであって、結局自己責任ですね。

根本――自分に原因があるとか、院長先生の考えで8割が決まるといったように、ご自身に焦点が当てられるようになったのもやはりここ2、3年ぐらいのことなのでしょうか。

三島――そうですね。当院も常に人手不足で、人が足りない、誰かが辞めたといって慌てて採用することを続けてきました。すると自ずと人を選ぶこともできないし、とにかく数合わせで、ということになり、理念に対する共感の低い人が入ったり、新しい取り組みをしようとしても動かなかったり、ということが起きてきますよね。

根本――本書の読者にはクリニックで働くスタッフの方もいらっしゃいます。その方々にもメッセージを頂けますか。

三島――自分がそのクリニックでなぜ働いているか、そういう想いをほかのスタッフに発信してあげればよいと思います。人というのは、もちろんリーダーの影響力が一番強いけれど、みな一人ひとり影響力があるわけですよね。だからいちスタッフであっても、発する思いやメッセージが強ければ、それは周りに伝わるし、それが院長にも伝わっていくものです。自分はいちスタッフだから何もできないということではなく、自分の仕事に対する想いや医療に対する想いといったものをその人なりに発信できれば、それは伝わると思います。

根本――なるほど。そういったスタッフの方の変化を見て、また院長先生も変化するかもしれませんね。

三島――そうそう。おっしゃるとおりです。

根本――なるほど。ありがとうございます。ここまで深く先生の想いを聞かせていただくのは初めてのことだったのではないかと思います。私自身もとても勉強させていただきました。本日はありがとうございました。

4 教育制度を確立しよう

前述した採用の仕組みを構築することでよい人材を採用できても、その後「人材」が「人財」に育つかどうかは、教育制度がどこまで確立しているかに左右されると言っても過言ではありません。

ダイヤモンドの原石も磨かなければ「普通の石」に見えるのと同じで、「人材」を「人財」にするためには、本人の資質や意欲に頼るだけでなく、人財にするための環境を作ることが大切です。その環境作りが「教育制度を確立する」ということです。

これも採用の仕組み同様、教育制度を確立しているクリニックはほとんどありません。むしろ勤務医時代に厳しい教育を受けてきた院長のクリニックでは未だに、入社した新人に対し「とりあえず、やってみて」「技術は盗むものだ」「医師や先輩スタッフがやっていることを全身で感じ取れ」的なことを伝え、過度なプレッシャーを与えているところが少なくありません。

看護師などの有資格者は既に病院などで勤務経験があることがほとんどですが、それでも診療科目が違えば、一から知識や業務を習得する必要がありますし、受付や看護助手で雇用するパートスタッフの場合には、医療機関で働くのが初めてということも決して少なくありません。

5年後、10年後はどうなるかわかりませんが、少なくとも2018年現在では、多くの業種で労働力不足ですので、どうしてもその職場で働きたいということでなければ、「期待して入社したけど、ちゃんと教えてくれないから、他の職場を探そう」と、労働者は簡単にその職場を辞め、次を探します。せっかく時間とお金を掛けて採用した苦労が水泡に帰しますので、そのような事態は防がなければなりません。

教育制度を確立しているかどうかが、パートスタッフが入社後、自院に定着するかどうかの大切な要因のひとつですし、多くのクリニックは教育制度を作っていないため「当院

JCOPY 498-04862

は充実した教育システムに沿って、複数の先輩スタッフがていねいに指導しますので、これから復帰する方や未経験の方でも安心して働けます」と、求人広告に打ち出すことで応募数が増えることが期待できますので、以下に記載する内容を参考に、ぜひこの機会に教育制度を確立、充実するようにして下さい。

入社3カ月～6カ月のカリキュラムを作る

新人入社後「1カ月目には○○をやる」「2カ月目には△△をやる」などの項目が表になっているのが教育カリキュラムです。

左の表は、ある眼科クライアントの受付スタッフの入社1カ月目に指導する業務内容の一部です。「入口のドアが開く前に立つ」「10時半までは『おはようございます』とお声掛けする」「(診察券を両手で受け取りつつ) おかけになってお待ち頂けますかとお声掛けする」など、かなり細かく業務が分類されているのがわかります。

受付チェックリスト　1カ月目		説明日	実施日①	実施日②	月末評価
挨拶	入口のドアが開く前に立つ				
	10時半まで「おはようございます」 10時半以降「こんにちは」				
受付	診察券をお持ちかお聞きする（新患・再診の判断）				
	「おかけになってお待ち頂けますか」と両手で受け取る				
	EKC疑いか判断（充血とめやにがひどい方は処置室へ案内）				
	＊EKC用のクリアファイルに入れ、番号ケースに入れること				
	荷物お預かり（大きい荷物など番号ケースに入らないものは荷物棚へ） →荷物用番号札をカルテにつける				
新患	主訴をお聞きする				
	保険証を両手でお預かりし、お名前を確認する				
	問診表を記入して頂くようお願いをする				
	用紙とボールペンを患者様の向きに合わせてお渡しする				
	CL希望者にはCL問診表も記入して頂く				
	問診表は両手で受け取る				
	問診表の記入チェック（きっかけ＆TEL）				
	問診表を受け取り時の声掛け。 「○○様、ありがとうございます。お手数をおかけ				

教育カリキュラム（業務チェックリスト）の例

新人が入社した後、よく「あの新人はできる（できない）」と先輩スタッフ同士で会話が交わされますが、この「できる、できない」の基準は先輩と新人で異なることがほとんどであり、このギャップが新人が定着しない一因にもなります。

このようなことを防ぐためには、この眼科クライアントのように「業務ができる、できない」の基準を明確にすることが大切です。

なお、カリキュラムの作り方ですが、各職種のチーフのようなリーダースタッフに「新人が入社してから3カ月～6カ月程度で習得してほしい業務を箇条書きにして、難易度が低い内容から早く習得できるような表を作って下さい」と伝えると、前述した眼科クライアントのような表ができ上がると思います。

指導者をつける

病院では先輩看護師が新人看護師を指導する「プリセプター制度」を導入しているとこ

ろが多くありますが、クリニックで同じような取り組みをしているところはほとんどありません。

「病院は規模が大きいから、指導する体制も取りやすいのかも知れないが、クリニックは少人数の組織だから、教える余裕がないんだ」と開き直っては、新人が定着しない可能性が高いです。

新人が入社した際、「これからしっかり教育して下さいね」と院長は伝え、それに対し、異を唱えるスタッフはいないと思いますが、だからと言って指導が円滑に進むかどうかは別の話です。

これは新人指導に限らず、多くの事柄に言えることですが、何かの取り組みを実施する際は「いつ」「誰が」「どのように」ということを明確にすることが極めて大切です。換言すれば、これらを決めることなく取り組みが実施されることはありません。これらが決まることで、本書の冒頭に述べた「当事者意識」が芽生えやすくなります。

新人指導をする上でも「新人の○○さんをメインで教えるのは、□□さん」と明確に決め、該当者にはもちろんのこと、全スタッフに周知することが大切です。

ここでの注意点は、指導者を明確にすることで該当スタッフには「私が□□さんをしっかり指導しなくては」と、当事者意識が芽生える一方、他のスタッフが「○○さんを指導するのは□□さんなのだから、私には関係ない」という「非当事者意識」を持つ可能性が高まりますので、そのようなことがないよう、「○○さんをメインで指導するのは□□さんですが、だからと言って□□さんだけが指導すればよいというわけではなく、□□さんがお休みの日や業務が手一杯で指導に時間が割けない時はみんなで指導に関わることが大切です」と、定期的に院長がスタッフに伝えて下さい。

こうすることで指導者以外のスタッフの「非当事者意識化」が緩和できますし、指導スタッフに指名された先輩スタッフへのプレッシャーの軽減も期待できます。

なお、指導者スタッフを誰にするのかということですが、私は「2年目スタッフ」をお勧めしています。つまり、新人が入社するまで、最も入社歴が浅かったスタッフです。

「指導者スタッフは経験豊富なベテランの方がよいのでは？」と思うかも知れませんが、ベテランスタッフは経験豊富なだけに、新人スタッフのミスや失敗に対して「何でそんなことができないの？」「これ、今まで何度も受けた指摘だよね？」と厳し過ぎる傾向にあり、それによって「私はこのクリニックでは続けていけないかも知れない…」と新人の自信を喪失させる可能性が高いのです。

一方、2年目スタッフの場合には、新人が入社するまで自身が一番経歴が短かったこともあり、新人の気持ちや置かれた状況を最も共感できるのです。

これは若干話が脱線してしまいますが、クリニックで働くスタッフのほとんどが女性であり、特に女性が重要視するのは「共感」「受容」です。ベテランスタッフが「何でそんなこと、何度も聞くの？」と言うよりも、2年目スタッフが「私も以前この業務が苦手だったので、よくわかりますよー。でも徐々にできるようになりますから、一緒に頑張りましょう」と言うことで、ミスした直後は落ち込む新人も「自分もいずれできるようになるために頑張ろう」という気持ちになりやすいのです。

JCOPY 498-04862

もうひとつ、ベテランスタッフよりも2年目スタッフを指導者にするメリットがあります。オハイオ州立大学教育学教授で教育学者であるエドガー・デール氏は「人がどのようにして効率的に学ぶか」を研究し、記憶の定着率を以下のように記しています。

「読む」だけならば10パーセントが記憶に残る。
「聞く」だけならば20パーセントが記憶に残る。
「見て聞いて」をすると50パーセントが記憶に残る。
「言うか書くか」をすると70パーセントが記憶に残る。
「人に教える」と、90パーセントが自分の中に残る。

これを「エドガー・デールの学習の法則」と言いますが、この法則は2年目スタッフが指導者スタッフになるということにも適合しています。

入社して1年、次第にわかることやできることが増えていく中で、その時期のスタッフは「私もいろいろなことができるようになったな」と、油断する頃です。

自動車教習所の教官が「交通事故を起こしやすいのは、免許を取って間もない頃よりも、初心者マークが取れた頃だから十分気を付けるように」と言っていたのを憶えていますが、正にその話のように、以前は慎重にやっていた業務を「私はもうできる」という油断や慢心からミスや失敗が増えたり、業務が雑になったりなどの傾向があります。

そんな中で新人からいろいろ質問を受けると、答えられないことも多く「わかったつもりでも、新人に聞かれると答えられないことも多いな」「いざ教えるとなると、ちゃんと理解できていないな」と気付くことになります。その気付きと、日々の教えるという積み重ねで、エドガー・デールの法則にもある通り、実は学びが深くなっているのは2年目スタッフということになるのです。

ぜひ今後指導者スタッフを指名する際の参考にして下さい。

JCOPY 498-04862

業務日報（週報）を書いてもらう

「新人がその日、何を教わったのか?」「新人はどんなことを質問しているのか?」などは、指導スタッフは把握していることが多いですが、その他のスタッフは案外把握していないものです。前述したように、基本的に指導スタッフが教育することが望ましいですが、指導スタッフ自身が業務で手が離せなかったり、急に休んだりした場合には、他のスタッフが臨時で指導することがありますので、指導スタッフ以外のスタッフもある程度、新人の指導状況を把握しておくことはとても大切です。

前項で「指導スタッフ以外のスタッフも新人の教育状況に関心を持って下さい、と院長から定期的に伝えましょう」と書きましたが、そのような精神論だけでは、指導スタッフ以外のスタッフに当事者意識を持ってもらうのは、なかなか難しいです。

そこで有効なのが日報を書いてもらうという方法です。具体的には、左のようなフォーマットに沿って書いてもらいます。

日　報

日付　　　　年　　月　　日

氏名:　　　　　　　　　　　　指導者:

今日教わった業務を書いて下さい
指導者に質問したいこと（入社間もないうちは、できるだけたくさん書きましょう！）
自身の今日の仕事の反省と明日の仕事での目標を書いて下さい
指導者のコメント

✿「日報」を書いてもらうのは有効な手段

「今日教わったことは？」「明日の仕事の目標は？」と、書く項目が明確であれば、新人も書きやすいと思います。

日報を実施する上で大切なのは、日報を全スタッフが閲覧できる環境にするということです。ファイリングしてスタッフルームに置いておくのが、最も簡単にできる閲覧方法です。

「今はペーパーレスの時代だし、うちはどんどんデジタル化していきたいんだ」という考えのクリニックでしたら、後述するＬＩＮＥやフェイスブックなどのＳＮＳサービスを利用するという方法もあります。

あらゆる取り組みに言えることですが、パートスタッフ中心のクリニックでは、時間制限があるスタッフが多く、業務時間内に診療以外の取り組みを実施するのが難しいのが実情です。その点、ＳＮＳを用いての業務日報でしたら、1〜2分の隙間時間を使って閲覧できますのでお勧めです。

ちなみに、特に有資格者の場合におけるパートスタッフは、自院が初めての医療機関の勤務先ではないことから、日報という形で毎日書くのが大変という声が挙がることも想定できますので、その場合には「週報」という形で、1週間に一度提出（投稿）するという方法も一案です。

定期的にテストを実施する

パートスタッフの場合ですと、正社員雇用のように明確な「試用期間」を設けていないことも多いかと思いますが、クリニックによっては「入社3カ月経ったら、正規の時給である1000円を払う。それまでは950円」のような形を採用しているところもあると思いますので、これは主にそのようなクリニック向けの取り組みですが、正規の時給を受け取るためには、単に定められた期間、勤務していればよいというわけではなく、クリニックが提示するテストに合格することを条件にすると、よい意味の緊張感を生みます。

コンサルティングやセミナーの中で「プロフェッショナルとアマチュアの違いは、自分の振る舞いによって賃金が発生しているかどうかであり、皆さんは毎月給与を得ているので、その時点でプロフェッショナルである」という話をしていますが、そうは言っても、どうしても人は弱い生き物ですので、易きに流れていくものです。テストをクリアせずに単に入社3カ月勤務すれば時給が上がるなら、そちらの方がよいと考えるのが自然です。

しかしそれですと目先はよいかも知れませんが、後々になって「このスタッフ、もう入社して1年にもなるのに、こんなこともできない（わからない）のか！」とストレスを抱えることになり、結果、そのストレスが新人にも伝わり、退職に繋がるということが往々にして起こり得ます。

そのような悲劇を生まないためにも、目先は「この職場はテストもあるのか…。大変だな」と、新人にプレッシャーを与える可能性はありますが、スキルアップのためにもテストを実施した方がよいです。

どんなテストを実施するのかと言いますと、例えばクリニックの電話番号や住所などを答える「クリニック理解度テスト」、医療機器や診療器具などを答える「業務テスト」などを実施しているクライアントが多くあります。

以上、いくつかの教育制度案を紹介しましたが、いきなり内容が100%充実した教育制度を構築するのは不可能ですし、年数を経れば、その業務がなくなっていたり、やり方が変わっていることも多々ありますので、すぐに高い完成度を求めるのではなく、徐々に内容を充実していく感覚で、クリニックの教育制度を作って下さい。

5 個人面談を実施しよう

入社間もない新人スタッフは、放っておくとモチベーションが下がり続けます。その最たる理由は「覚えることが多過ぎる」「自分ができないことを日々痛感し、果たして先輩のようにできるようになるのか不安だ」「想像していた以上に患者が多く、面接で聞いていたよりも帰り時間が遅い」などですが、医療業界が初めての人材は、この他「ずっと立ちっぱなしなのが疲れる」などの理由が加わります。

私もこれまで数千人のスタッフと仕事をしてきましたが、多くのスタッフは「疑問→不安→不満」のプロセスを経て退職していきます。院長にとっては「急に辞めるなんてどういうことだ！」と感じることでも、実はそのスタッフは、かなり前からこのプロセスを辿っていることが多いのです。

わずか３日で１００名の院長先生からお申込みをいただいた小冊子を、本書増刷記念にプレゼント！
「今年は更にスタッフをクリニック経営に巻き込みたい!」とお考えの院長先生必読の書店では買えない小冊子です。

「スタッフをクリニック経営に巻き込む5つの方法」は、２０１９年のホームページリニューアル特別記念に、弊社ホームページのみでの限定のプレゼントにもかかわらず、わずか３日で１００名もの院長先生にお申込みを頂いた小冊子です。

小冊子は以下の内容が収録されております。

はじめに～開業＝●で悩む～
1. 理念なくして経営は出来ない
2. 院長もヒューマンスキルを上げる！
3. 怒りのコントロールが出来ない院長は全てを失う
4. 休日や給与などの条件について
5. スタッフのキャラクターを掴む！
おわりに～これまでの会社経営を通じて分かったこと～

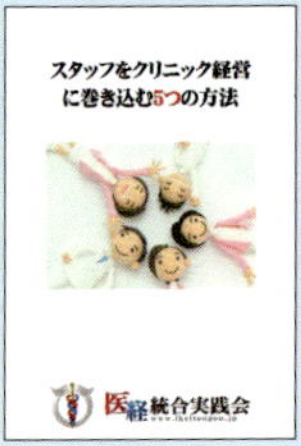

お申込み方法：下記項目をご記入の上、ＦＡＸにてお申し込みください。
お申込み確認後、弊社担当より貴院にご連絡いたします。

お問い合わせ：アンリミテッド株式会社　医経統合実践会　事務局
〒２２１－０８３４横浜市神奈川区台町１１－４リブゼ横浜ステーションスクエア５０５
ＴＥＬ：０４５－５４８－４１０６／ＦＡＸ：０４５－５４８－４１０７

医院様名			
院長名			
ご住所			
ＴＥＬ		ＦＡＸ	

０４５－５４８－４１０７まで今すぐＦＡＸ！

これは換言すれば疑問の段階で解消できれば、急な退職は防げる可能性が上がるということであり、疑問の解消をする具体的な手段が個人面談ということです。

弊社でもパートスタッフを多く雇用していますが、パートスタッフであっても個人面談は重要です。ただ、特にパートスタッフを面談する場合の注意点は「面談の時間は業務時間として時給をつける」ということです。

その点をうやむやにしたままで面談をしても、スタッフは「この時間って、時給がついているのかな？ それともプライベートな時間なのかな？」と思うでしょうし、そんな状況で面談をしても価値が半減します。

そのようなことがないように「個人面談は30分間で、この時間は時給をつけますのでご安心下さい」と、事前にパートスタッフに伝えた上で実施して下さい。

面談実施のために、まず大切なこと

個人面談を実施する上で大切なのは「○月○日の○時からAさんと面談する」と、日時を決め、他の予定が入らないようにすることです。「時間があったらやろう」「いつかやろう」「余裕ができたらやろう」では、結局実施しない可能性が高いです。

スタッフ数が3〜4人ならともかく、10人を超えてくるようなクリニックですと、詳細にスケジュールを決めないと面談を実施したスタッフと実施しないスタッフに分かれてしまい、「なぜ私は面談したんだ」「なぜ私は面談しないんだ」と、どちらのスタッフからも不信感を持たれる原因になります。

面談のポイントはとにかく「聴く!」

個人面談を実施することで最も得たい結果は「スタッフが『先生が私の話をしっかり聴

いて下さった』と感じること」です。

これまで多くのクリニックで働くスタッフとコンサルティングの中で個人面談を実施していますが、特に女性スタッフにおいて大切なのは「共感」です。

これは男性と女性の性別の違い、それに伴う脳の構造の違いということなのでしょうが、それは専門外のことですので、これ以上は書けませんが、自身の経験上では「特に女性スタッフは、『正しいことを伝える』よりも『まず自分の話に共感してくれる』ということを重視するのだ」ということを実感します。

例えば、あるスタッフ（女性）が「先生、ちょっと熱っぽいんです」と言ってきた時、院長（男性）は「熱は何度？」「解熱剤は飲んだ？」みたいな対応をしてしまいがちですし、もちろんその応対も間違ってはいないのですが、それよりもまずは「え!? 熱っぽいの？それは大変だね。しんどくない？」みたいな対応の方がよいようです（もちろん私もこういう対応を常にできているわけではないのですが…）。

個人面談の中で「先日、院長先生（あるいは他のスタッフ）から、ミスした時にこういう言い方をされたのが傷付きました」みたいな話になったとして、「それはあなたがいつまで経ってもレベルアップしないからでしょ。そもそも、そんな風に相手のせいにしているうちは一向に成長しないよ。そんなあなたの考え方自体に問題がある！」みたいな言い方をしてしまうと、金輪際このスタッフは話をしてくれなくなる可能性があります。

実際に、過去のコンサルティングの中でスタッフに「何か悩んでいることはありますか？」と尋ねた際、「先日、院長との個人面談がありましたが、悩んでいることを伝えたら、いかにその考え方が間違っているものかということを延々と言われたんです。この時以降、私は院長との個人面談が嫌で仕方がありません」と相談されたことがあります。せっかく院長も時間を作って面談を実施しているのに、かえってスタッフとの関係を悪化してしまっているという、個人面談においての大変悪い例と言えます。

あまり「女性は…」「男性は…」と書くべきではないかも知れませんが、男性よりも女性の方が、特に仕事をしていく上で「その事柄が正しいか、間違っているか」ということよりも「この人が好きか、嫌いか」で物事を判断する印象があります。

私もこれまで弊社のスタッフとの面談において、似たような失敗を繰り返して現在の境地に至ります。ぜひ本書を読んでいる院長は私のような失敗はせず、「個人面談で大切なのは『正しいことを伝える』ことよりも『話に共感する』ことなのだ」と意識して、個人面談に臨んで下さい。

面談の頻度は?

面談の頻度は1カ月に一度が理想ですが、クリニックの院長は医師と経営者を兼務する必要があり、野球で言えば4番バッターとエースピッチャーをどちらも開業後30年間求められるという立場ですから、短期間に無理をし過ぎると疲弊します。

頻度として望ましいのは2カ月に一度、期間が空いても3カ月に一度だと考えています。半年に一度ですと、前述した「疑問→不安→不満」を辿る期間としては十分ですので「先生、ちょっとお話が…」となるかも知れません。

これは私も経験がありますのでわかりますが、2～3カ月に一度と言っても、面談するのは大変です。しかし面談をしなかったことで退職するスタッフが出てしまうと、採用と教育に時間、お金、エネルギーが取られることになりますので、目先の苦労を負ってでも、スタッフ面談は行う価値があります。ぜひ実践して下さい。

面談時間を厳守する

「面談時間はどれくらいが適切でしょうか?」とよく質問を受けるのですが、これはスタッフによって個人差があります。淡々と「特にありません」で終わるスタッフもいれば、悩んでいることや困っていることを聴いていたら、次第に泣き出して、結果、1時間以上話を聴いていたということもあります。

面談の頻度にもよりますが、2～3カ月に一度面談を実施できている場合には、20分程度でよいかと思います。

面談時間についての注意点は「患者さんをお待たせしてまでやらないこと」です。以前お伺いしたクライアントの院長が面談を実施した際、あまりに院長自身の話が長過ぎて、予約時間通りに来院した患者さんを待たせても面談を実施し、その後の私との面談で「患者さんに怒られるのは院長じゃなくて私たちなんです！　患者さんに迷惑を掛けるくらいなら、面談なんてやらない方がよいと思います！」と、私が責められたことがありました。

このスタッフの主張は至極真っ当ですので、特に自身の気持ちが乗ってしまうと、話が止まらないと自覚している院長は、くれぐれも気を付けて下さい。

一方、話がとても長くなるクライアントのスタッフに、タイマーをセットして面談を実施したこともありますが「時間を厳守する」ということを意識してもらう上では大変有効でしたので、アラームの活用もお勧めです。

面談シートを活用する

「個人面談で何を聞いたり、話せばよいのかわからない」、このような院長も多くいると思います。そのような場合には、左のようなシートを使うのをお勧めします。

面談はダラダラ時間を掛けないでやることが大切、と前述しましたが、限られた時間の中で効率的に面談するためには、予め上記のようなシートをスタッフに配布して「○月○日に個人面談を実施するので、△日までに書いて提出して下さい」とアナウンスするのも一案です。

しかし、これも前述の通り、よい悪いではなく、パートスタッフは「労働時間＝給与が発生する」と考えますので「このシートはいつ書くのか？」「業務時間外に書くのであれば、それは時給が発生するのか？」「時給が発生するなら何分間分発生するのか？」ということを明確にしないと、「いったいこのシートを書いている時間は時給が発生しているのかな…」とモヤモヤさせることになり、結果的に面談が逆効果になりかねませんので注意が

個人面談シート

記入日：　　　月　　　日（　　　）　スタッフ名：

1. 前回の個人面談から今日までの間で、あなたの目から見て医院がよくなった点はどのようなところだと思いますか？

2. 現在の当院の問題点や改善点は何だと思いますか?

3. 現在、何か悩んでいることや困っていることはありますか？

4. 次回の個人面談の間に、当院の医院理念をより実現するために、どんなことを努力しようと思いますか？

5. その他、何か伝えたいことや聞きたいことがある場合は書いて下さい。

個人面談では「面談シート」がお勧め

必要です。

「コーチング」を活用する

「面談で大切なのは『スタッフの話を聴くこと』である」と前述しましたが、だからと言って、聴くことだけが目的ではありません。経営者としてスタッフが成長するようなアドバイスをすることが大切です。

ここで言う「アドバイス」には大きく2種類の方法があります。「ティーチング」と「コーチング」です。簡単に言いますと、相手に「読書したり、目標を立てることが仕事へのモチベーションアップに繋がるんだよ」と答えを提示するのが「ティーチング」、一方「あなたは仕事へのモチベーションをアップするために、どんな方法が有効だと思いますか?」と相手に尋ねるのが「コーチング」です。

結論を言いますと、ティーチングもコーチングも、どちらも大切です。ティーチングだけの指導法は自ら考えず、言われたことはやる『指示待ちスタッフ』の育成を促進することになりますし、コーチングだけですと、特に新人の場合にはそもそも自身の答えすら持ち合わせていませんので、質問ばかりされても成長に繋がりません。

繰り返しになりますが、「ティーチングとコーチングのバランスを意識する」ということが大切なのです。

これは私も含め、一般的には「教育＝ティーチング」の割合が多いと思いますので、意識して「あなたはどうしたらよいと思いますか？」と相手の考えを引き出すことを心掛けて下さい。

なお、コーチングスキルを上げる方法としては、読書をしたり、セミナーを受講するのが一般的ですので、Ａｍａｚｏｎで「コーチング」と検索して、自身に合った本を選んでもよいですし、「住んでいる地域＋コーチング＋セミナー」と調べれば、いくつかのセミナーページがヒットすると思いますので、その中で「セミナー開催場所」「費用」「講師や主催者の考えに共感できそうか」などを照らし合わせて参加して下さい。

6 情報共有の仕組みを構築しよう

特にパートスタッフの比率が高いクリニックで起こりやすい問題のひとつが「クリニックの情報が共有されづらい」ということです。

- 今後この治療を実施する際には、こういう準備が必要である
- 患者さんから○○という問い合わせがあったら、こういう回答をすること
- 今日の午後2時に入社面接

などなど、本来把握していなければならない情報を知らないということが、よく起こります。

情報共有する上で大切なことは「スタッフひとりひとりの当事者意識」と「情報共有す

るための仕組み作り」です。

前述したように「当事者意識」とは「クリニックで起こっている全ての出来事は、自分に関係があるという意識のこと」を差しますが、ただでさえ働く時間や日数に限りがあるパートスタッフは当事者意識を持ちにくいです。

その中で当事者意識を持ってもらうために、最も大事なのは「院長が当事者意識の重要性を繰り返し伝える」ということに尽きます。

本書の中でも幾度となく「院長（経営者）の最も大事なことは『伝えること』である」と書いていますが、何度も書くくらい大切なのです。

「これって前にも言いましたよね」

私も会社経営していく中で、自社のスタッフに何度もこういう発言や態度をしたことがありますが、私としては「何回か（も）言っている」つもりでも、スタッフの方は印象に残っていないということが想像以上にあるのです。自身の伝達力の低さも要因として挙げられますが、おそらく伝える回数が絶対的に少なかったのだと、今にして思います。

「直接自分が関わる業務ではないかも知れないけど、当事者意識を持とう」
「ひとりひとりが当事者意識を持つことで、クリニックはもっとよくなる」
「これまで何度か『当事者意識』って言葉をみんなの前で使ったけど、そもそも『当事者意識』ってどういう意味だっけ?」

このように、何度もスタッフに「当事者意識」という言葉を伝えることが大事です。定期的なコンサルティングの中では、左の写真のような感じで、約1時間、院長、スタッフに対して「何のために仕事をしているのか?」「仕事を通して、どんな自分になっていきたいのか?」「プロフェッショナルとして、自発的に練習したり勉強することがいかに大切なのか?」などを私から伝える時間があります（私も院長先生、スタッフ様と同じメンバーという思いですという気持ちを込めて、コンサルティング中は白衣を着ていることが多いのです）が、特にパートスタッフの割合が多いクライアントに対しては「当院は毎日同じスタッフが顔を合わせているわけではなく、曜日や時間帯によって顔を合わせるスタ

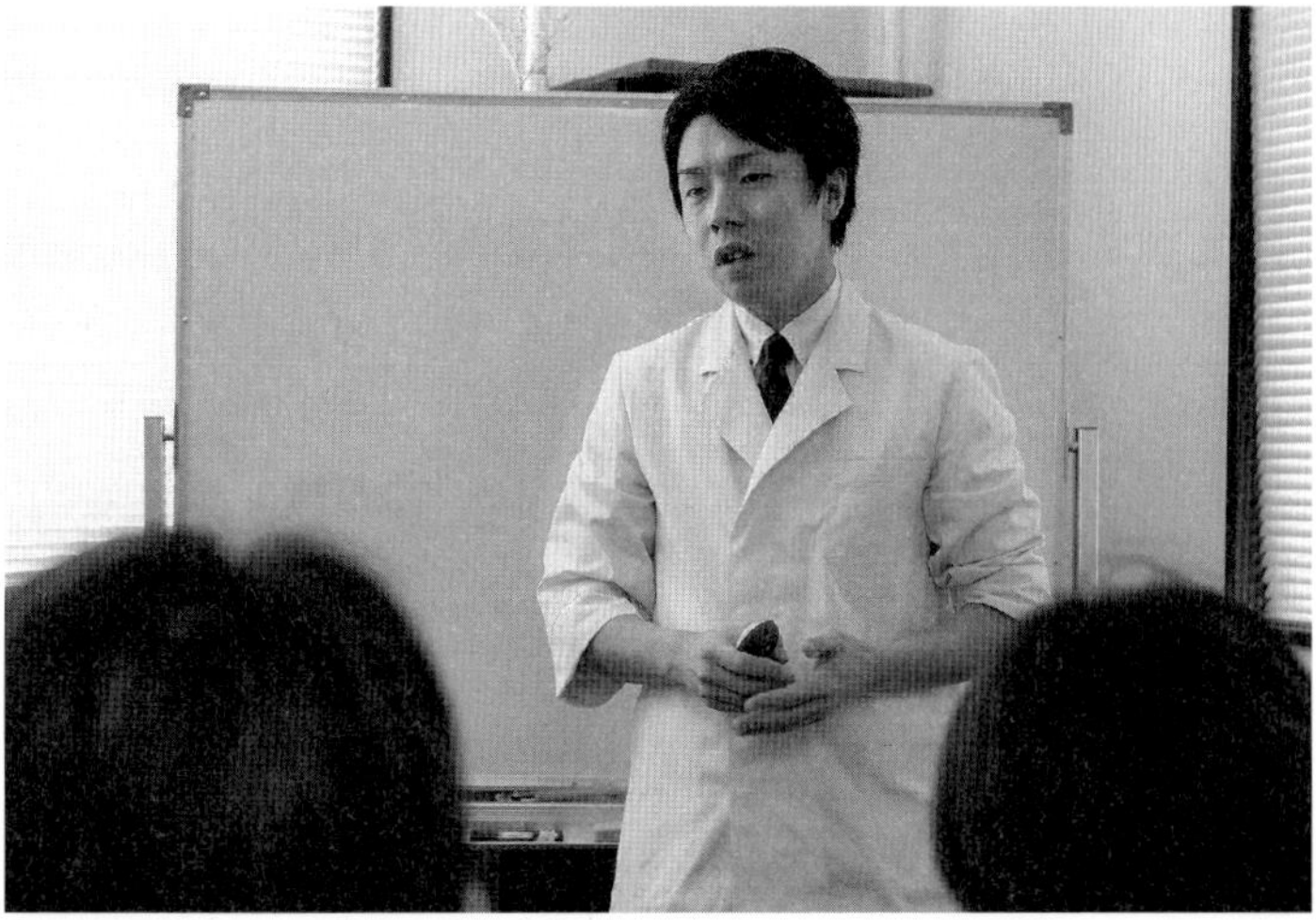

コンサルティング中に白衣を着用するのもメッセージの１つ

ッフ、合わせないスタッフがいるというクリニックだからこそ〝非当事者意識〟になりやすいので、ひとりひとりが当事者意識を持つことが大切です」ということを、何度も伝えるようにしています。

繰り返しになりますが、「意識」と「仕組み」はどちらか一方だけに力を入れても機能しません。人間のコンディションは一定ではありませんので、高い意識を維持し続けるのは困難ですし、いくら完成度の高い仕組みを構築しても、それを人間が活用しようとしなければ、ただのシステムに過ぎません。「意識」と「仕組み」はどちらも同じくらい尽力することが大事です。

JCOPY 498-04862

次に情報共有のための仕組みですが、クリニックで現実的に実施可能なのは「朝礼」「定期的なミーティング」「ＳＮＳ」の３つです。

朝礼

朝礼はその日の診療を気持ちよくスタートするために実施します。朝礼をせずに診療をスタートするということは、スポーツの試合において、その日の作戦を共有したり、円陣を組んで士気を上げたりすることなく、試合に臨むようなものです。

だからと言って、院長が突然スタッフたちに「明日から朝礼をやろう！」と言ったら、それこそスタッフのモチベーションは急降下です。「ただでさえ朝が早いのに、何で余計なことを増やすんですか！」と、大きな反発を受けるかも知れません。

そのようなことを防ぐために「何のために朝礼を実施するのか？」「朝礼を実施することで、スタッフや患者さんにどんなよいことがあるのか？」をしっかり伝えることが大切です。

次に朝礼でどのようなことを実施するのかですが、私のクライアントでは、次のような取り組みを実施しているところが多いです。

- 「おはようございます」「こんにちは」「こんばんは」「かしこまりました」「お大事にどうぞ」などの挨拶の練習
- 医院理念の唱和
- 担当スタッフによる「今日の目標」「昨日の仕事で嬉しかったこと」などのスピーチ
- スタッフによる「今日の診療で注意すること」「今後のクリニックの予定」などの伝達事項
- 院長先生による一言

朝礼を実施する上でポイントなのは、「司会担当のスタッフ」と「書記担当のスタッフ」をそれぞれ明確にすることです。担当は日替わりや週替わりなど、自院に合ったサイクルで交代するとよいです。

子供を保育園に預けてからでないと出勤できない、などの事情があるパートスタッフもいますので、朝礼で書記担当が記載する「連絡ノート」を出勤したら目を通してもらい、読んだことを証明するサインを記載してもらうのがよいでしょう。

慣れないうちは、院長やチーフなどのリーダースタッフが逐一書記担当スタッフに「今の内容、ノートに書いておいて下さい」と伝えたり、朝礼に参加できないスタッフに「今日の連絡ノート、しっかり読んでおいて下さいね」「○○さん、連絡ノートにサインしてませんが、まだ読んでませんか？ 読むだけでなく、サインするのも忘れないで下さいね」と伝えることが必要です。

定期的なミーティング

情報共有という意味だけでなく、チーム一体化の実現という意味でも、定期的なミーティングは有効です。

しかしこれまで多くの院長にミーティングの実施状況をお尋ねすると…

「ミーティングですか…以前やっていましたが、いつの間にかやらなくなりましたね」

「以前、ちょっとやったことがありますが、ミーティングで〝何かない？〟って聞くと、スタッフはサッと視線を逸らすような素振りが続いたので、それが嫌になって止めました」

「いつのまにか自分の独演会になっており、スタッフは全員下を向いて、まるでお通夜のようでしたので、もう随分前にやらなくなりました」

このように答える院長は意外に多いです。

私のクライアントの多くは定期的なミーティングを実施していますが、以下の点がポイントです。

ミーティングの日時を事前に明確に決める

まず大切なのはミーティングの日時を明確に決めるということです。「時間があったらやろう」「余裕ができたらやろう」と、曖昧にしてしまったがために、その後、ミーティングを実施していないというクリニックはとても多いです。

「毎月第４水曜日の13時～14時をミーティングの時間とする」と、具体的に決め、該当日時は予め予定を押さえて下さい。

ミーティングとはどのようなものか、明確に決める

自院において、ミーティングとはどのようなものなのかを明確に定め、スタッフ間で共通認識を持ちます。例えば、私のクライアントの例として

「当院において〝ミーティング〟とは、今後クリニックがさらによくなるための具体的な取り組みを、いつから、誰が、何をやるのかということを〝決定する〟場所である」

と、示しているクリニックがあります。このように「ミーティングを何のためにやるのか？」を明確にすることで、スタッフは次第に「うちのクリニックのミーティングは、こういうもののためにやるんだな」という認識を強めていきます。

ミーティングルールを作る

ミーティングに参加するスタッフに守ってほしいことを書き出したものをミーティングルールと呼びます。これも私のクライアントの例ですが、

- 時間厳守（開始時間、終了時間）
- 建設的な意見を出す。否定する時は代案を述べる
- 議題に集中し、脱線した際には参加者が相互にそれを指摘する
- 発言は最後まで聞き、途中で遮らない
- 隣とひそひそ話をしない
- 意見は結論から先に述べる
- 資料は事前配布
- 参加者は必ず発言する

このようなルールを設けているクリニックがあります。

ちなみに、定期的なミーティングも朝礼同様、司会担当スタッフと書記担当スタッフを予め決めておき、後日、書記担当スタッフがまとめたミーティング議事録を、当日のミーティングに出席した、しないに関わらず、改めて目を通し、サインするという流れを作ることが大切です。

SNS

最も手軽に、かつ、確実に情報を共有するための手法として有効なのは、SNSサービスを利用することです。費用が掛からず、多くの人に馴染みがあるSNSはLINEかフェイスブックですので、どちらかを試してみるのがよいと思います。

SNSを用いて情報共有する上で不可欠なのは、全スタッフにアカウントを取ってもらうことです。決して割合は多くありませんが、LINEやフェイスブックなどのアカウントを持っていなかったり、持つことを嫌がるスタッフがいる可能性は低くありません。SNSを利用する際にも、他の取り組み同様「なぜSNSを使って情報共有するのか?」をしっかり伝え、理解を得ることが大切です。私がコンサルティングにお伺いしているクライアントの場合には、数十分の時間を使って説明しているくらいです。

全スタッフがアカウントを持ち、一緒に使っていかないと、どこかの場面で「私、それ知りませんでした」というスタッフが現れ、次第に「SNSを使ってない人が他にいるなら、私も使わなくてよいか」となっていきます。

既存の全スタッフの理解が得られたら、その後は、入社面接の時点で「当院はスタッフ間の情報共有のために、SNSを使っていますがよろしいですか?」と伝えることで、後々「そんなの聞いてないんですけど」というトラブルが回避できます。

次に、本書はパートスタッフについて書いておりますので、これも大切なのですが、あまりに投稿頻度が多いと「仕事時間外でもどんどんクリニックの情報が流れてくると、つい仕事のことを考えてしまい、休んだ気にならない」という声が挙がる可能性が高いですので気を付けて下さい。

JCOPY 498-04862

あとは配信時間も注意が必要です。「この情報はすぐに伝えないと！」と、深夜や明け方に発信すると、スタッフ自身の睡眠の妨げになる他、「せっかく子供が寝そうだったのに、変な時間にスマホが鳴るから、起きちゃったじゃないですか！」とスタッフを怒らせる原因にもなります。

「いろいろなSNSサービスがあるので、まずは多くの人に馴染みがあるLINEかフェイスブックにしてみては？」と提案しましたが、LINEはダイレクトにメッセージが届くのに対し、フェイスブックはグループ内で誰かが投稿したら、アイコンにマークが表示され、それを各自が閲覧するという形ですので、フェイスブックの方が前述した「発信されてくるものが多くて、休んだ気にならない」という気持ちになりにくいかも知れません。

ただ、私のクライアントでの使用状況はLINEとフェイスブックでちょうど半々くらいですので、どちらかが一方的によいというわけではありません。自院のスタッフと相談して、自院に合ったものを使って下さい。

なお、ＳＮＳを使って患者さんの情報を共有する際は、そもそも患者さん情報についてはＳＮＳを用いないことがベストですが、仕方がない場合には「根本さん」を「Ｎさん」に変えてわからないようにする、などのルールを周知させることが大切です。

JCOPY 498-04862

インタビュー● 院長に聞く②

数々のトラブルを経て、キラキラ輝く最高のチームを実現

秦　淳也 先生
湘南台はた眼科（神奈川県藤沢市）

シーボルトから続く眼科医の家系

根本――ご開業されて何年になりますか。

秦――11年です。

根本――ご開業しようと思われた理由は何ですか。

秦――もともと開業志向がありました。

根本――眼科の先生は、いずれ開業したいとお考えの先生の方が多いのでしょうか。

秦――いえ、そうとは限りません。

根本――そんな中、なぜ秦先生はご開業しようと思われたのですか。

秦――私は家が開業医だったので、もともとは実家に帰って継ごうと思っていました。ところが諸事情でその話がなくなったので、自分で開業しようと思いました。

根本――先生は、初代から何代も続く由緒正しき眼科医の家系でしたね。

秦――長いことは長いですね。シーボルト

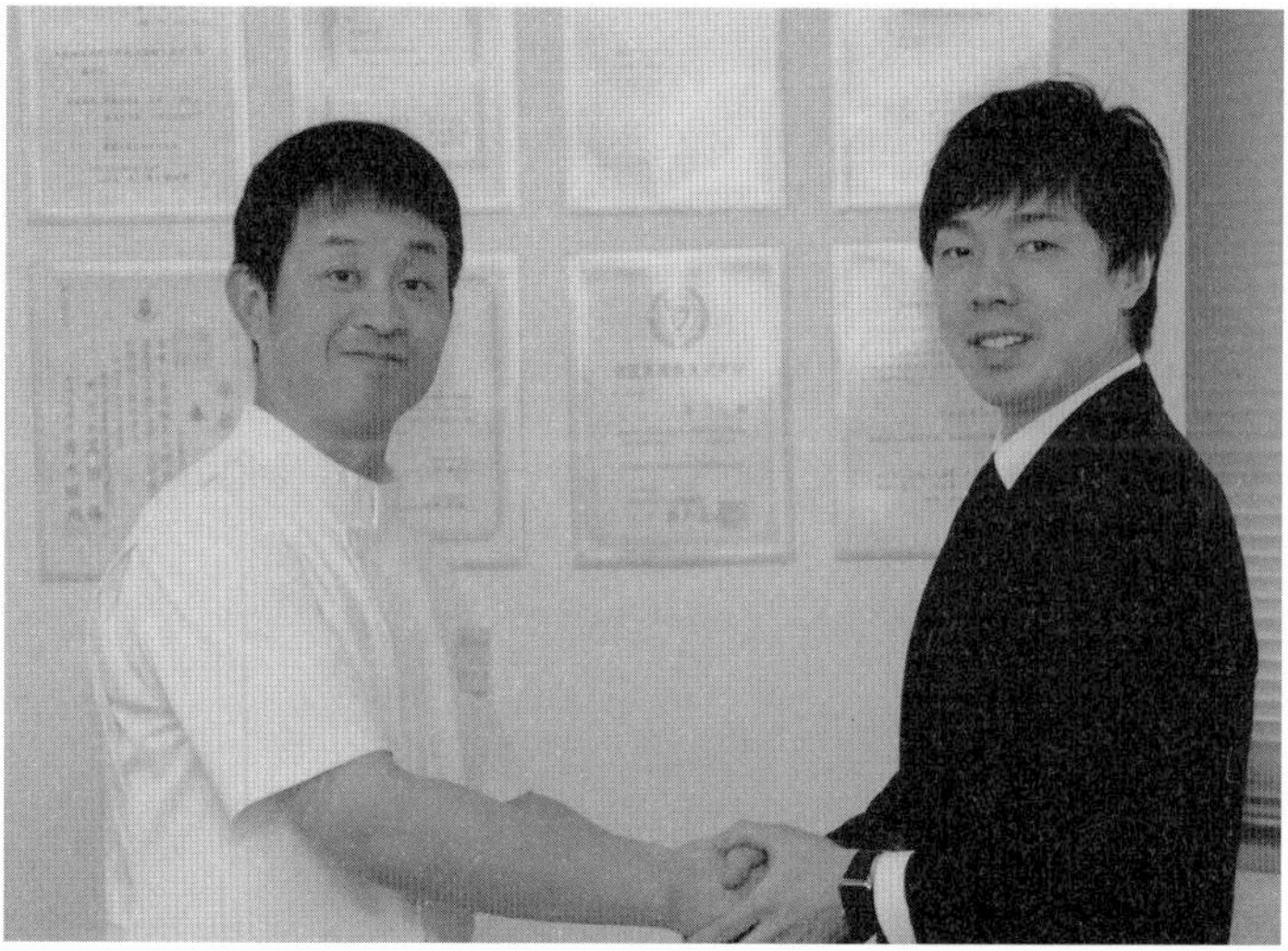

JCOPY 498-04862

先生に師事したのが初代なのかそれ以前から眼科医だったのかは定かではありませんが。

根本――シーボルト先生から続く……！　すごいですね。先生の初代のお師匠様はシーボルト、ということなのですか。

秦――ざっくり言うとそうですね。はっきり歴史を追えるのはそこまでです。

根本――シーボルト、歴史の教科書で見たことがありますけれども（笑）。

秦――一番弟子が何人かいて、そのうちの1人が私の祖先だったとの記述がある『美馬郡医事史』という資料があります。

根本――さて、現在のスタッフ様の人数と、そのうちのパートスタッフの割合はいかがですか。

秦――スタッフは20人ぐらい、うちパートスタッフが15人ぐらいです。

根本――ほとんどがパートスタッフですね。ちなみに、パートスタッフ中心のクリニックにしようと思われた理由は何かありますか。

秦――経費面からです。

根本――クリニックというのは科目にかかわらず朝早くから始まって、終わりも結構遅くて、間のお昼休みが長かったりするので、それを全部正社員で賄うというのは大変ということもあるのでしょうか。

秦──そういったシフトのことよりも、単純に正社員の方が経費が増えるので、パート主体になりました。

根本──当院の特徴はこれ、というものが何かありましたら教えていただけますか。

秦──第一は小児眼科、それと漢方眼科です。

根本──小児眼科により力を入れようと思われた背景は何でしょうか。

秦──大学病院で専門にしていました。今も複数の大学病院で斜視・弱視の外来を担当しています。

根本──漢方眼科というのも珍しいですね。こちらに力を入れようと思われた理由は何かありますか。

秦──江戸時代から続く眼科の家系ですからね。妻の家系の方も漢方に明るく、妻の父が薬剤師で漢方を何十年も研究していました。

根本──なるほど。どういう方が漢方外来に来られるのですか。

秦──普通の西洋医学では今一つ治らない、もしくは西洋医学に漢方を併用して治療したいという方です。病気によっては西洋医学では症状を抑えるだけしかできないというケースもあるので、体質から治したいという方も来られますね。漢方というのは病気を治すというよりも体質を治して、その結果病気も自然に治るという考えなので。

JCOPY 498-04862

スタッフの半数から嫌われた

根本——ご開業されて大変だったエピソードはありますか。

秦——やはりスタッフに関することです。スタッフが皆、そっぽを向いちゃったことがありました。

根本——全員がそっぽを向いたという感じですか。

秦——半分ぐらいですね。

根本——何かきっかけがあったのでしょうか。

秦——スタッフの気持ちを無視して新しいことを自分で勝手にやってしまいました。あとスタッフの変化をきちんと見ていなかったりしたのが原因だと思います。

根本——そういうことをされた結果、半分ぐらいの方が辞めるまでに至ったのですか。

秦——辞めるまでには至らなくても、朝に挨拶をしないとか（笑）。

根本——なるほど（笑）。

秦——挨拶はするけれども、目は合わせてくれない。

根本——何か嫌われているのかな、嫌悪されているのかな、という雰囲気があったのです

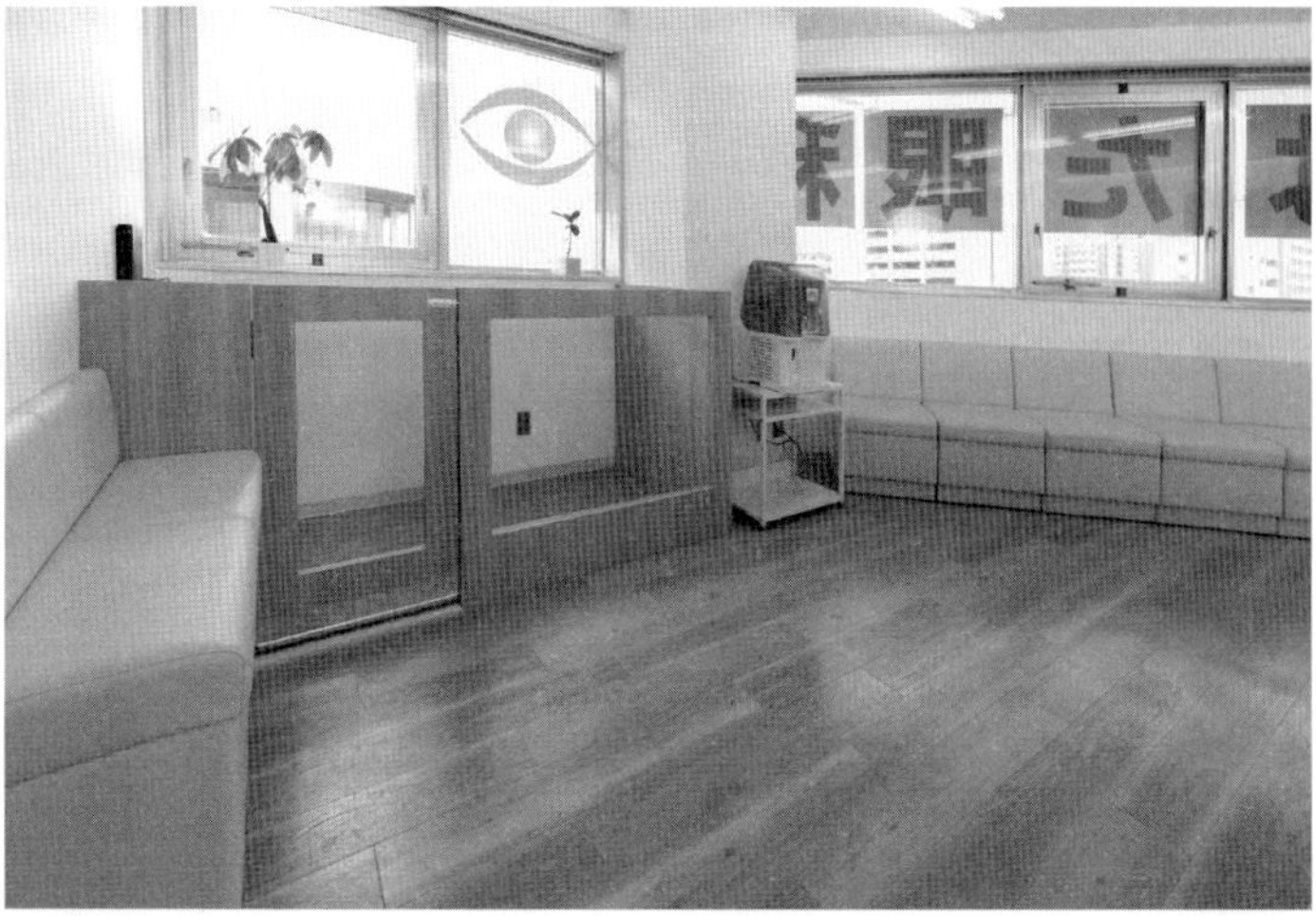

▲待合室のようす。小さな子どもが入って遊べる「プレイルーム」を設置するなど工夫している。

ね。

秦――それをあからさまに私に表現するのですよね。

根本――すごく大変でしたね。その期間はどれぐらい続いたのですか。

秦――開業してから、大なり小なりそういうことがずっと続きました。

根本――1つの出来事がずっと長く続いたということですか。

秦――どのスタッフがというわけではなく、何かをきっかけに、それまで関係が良好だったスタッフとギクシャクしてしまったりなど、そういうことが定期的に何度も起きました。

根本――逆に、開業してよかったなと思われたエピソードとか出来事はありますか。

秦――患者様を身近に感じられることですね。自分の住んでいる地域の方々の健康にお役に立てる、そういうことにやりがいを感じました。あと、患者様がハッピーになるように自分の考えでクリニックを作っていけることですね。

また、スタッフの皆さんにはすごく成長させていただきました。

根本――そう思えたのはすごいですね。

秦――開業前、医療の技術だけは自信があったのですが、逆に言うとそれしかありませんでした。人としては全く未熟だった自分が、スタッフ間のトラブルを経験し、反省と改善を繰り返すことによって、人として成長できたなと思います。

根本――20人のスタッフさんのうち15人がパートスタッフということで、パートスタッフの割合が多いクリニックさんですけれども、経営されている中でここが大変だなと感じられることはありますか。

秦――出勤時間が短いので会う回数も少なく、スタッフを見てあげづらいことでしょうか。

根本――スタッフの方と深く関わりを持てないということですね。

秦――そうですね。毎日顔を合わせるわけでもないので。

根本――挨拶だけしてもう終わりというような。

秦——下手をするとそうですね。仕事が始まってしまうと忙しくて。「あれ、○○さんと話すの1週間ぶりだな～」みたいなこともあります。

フェイスブックと院長取扱説明書

根本——難しい質問かもしれませんが、パートスタッフ中心のクリニックを意識の高いチームに作り上げるために、秦先生はどんなことが必要とお考えですか。

秦——まず自分がどういうクリニックにしたいか。そのことをしっかりスタッフ全員に伝えることだと思います。さらには医院の理念や連絡事項にいたるまで、もれなく伝えることだと思います。パート主体の医院ではこれが難しいので、しっかり全員に伝えるための仕組みを作ることがポイントだと思います。

根本——やはり伝えることというのはすごく大事なことですからね。秦先生はもともと伝えるのがお得意ですか。

秦——不得意ですね。私は何を考えているかわからないと言われることがあるぐらい、自分の気持ちをあまり出さないタイプなので（笑）。

JCOPY 498-04862

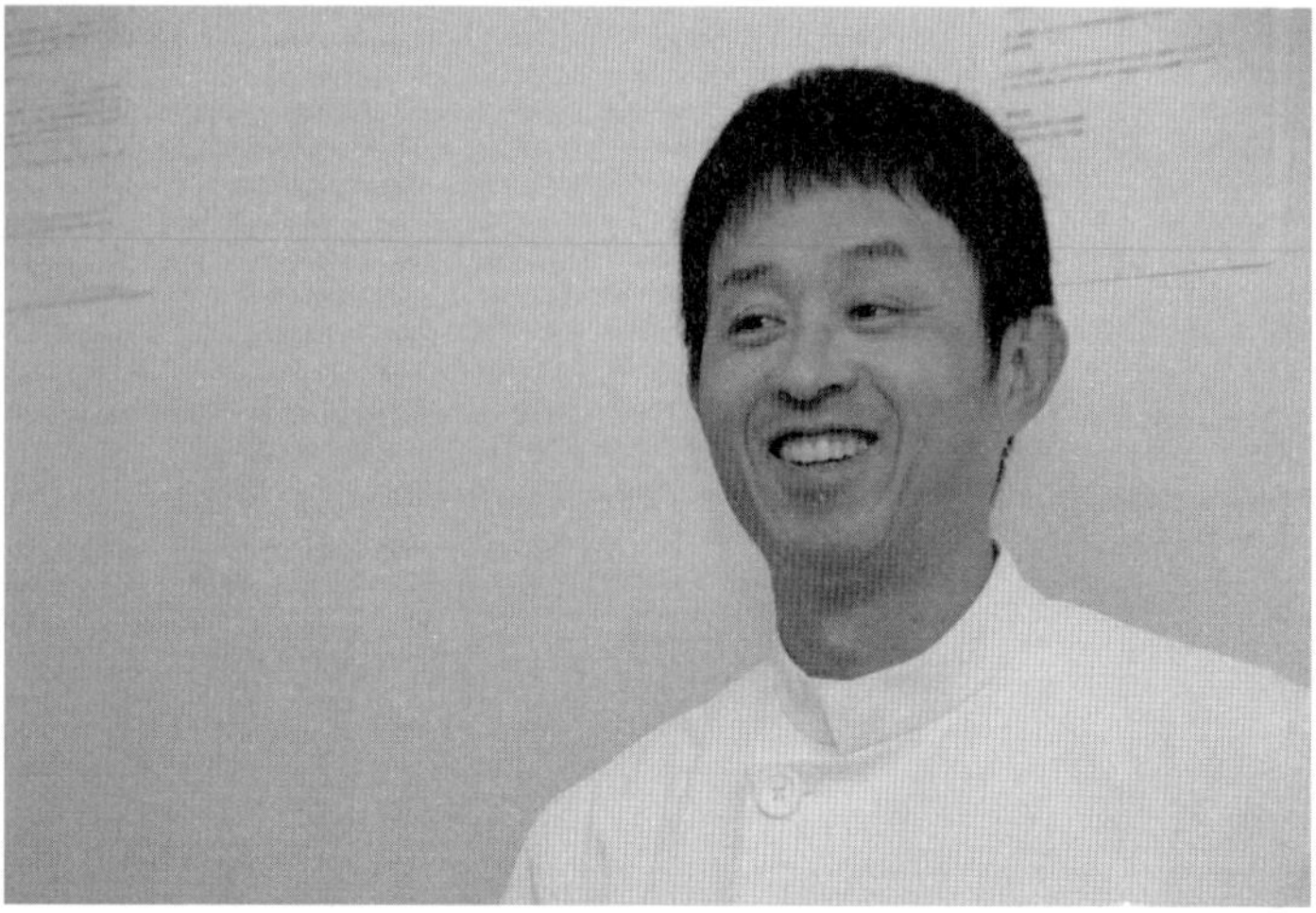

▲湘南台はた眼科院長　秦　淳也先生。1998年、岩手医科大学医学部卒業。東邦大学医療センター大森病院を軸に、約9年間の眼科勤務を経て2007年、湘南台はた眼科を開業。

根本――秦先生は経営に関する勉強も積極的にされておられますが、その中で伝えるということの重要性に気づかれたということですか。

秦――そうですね。スタッフは、私が思っているほど私のことをわかっていません。よく考えたらそれは当然なのですけどね。言わないし、顔にも出さないのだから。でも、経営者というのは意外と「わかってくれている」「言わなくても、そのぐらい考えればわかるだろう」と思いがちなのですね。「そんなの当たり前だろう」という気持ちの経営者が多いと思いますが、言わないと絶対にわかりません。

根本――秦先生がスタッフに伝える上

で工夫をしていることや努力など、もしあれば教えていただけますか。

秦――フェイスブックと院長取扱説明書です。

フェイスブックでは当院スタッフだけが見られるグループを作り、スタッフ全員が登録しています。連絡事項の一斉伝達が主ですが、「今日○○で素晴らしい接客を受けたので感動しました！」とか「セミナーを受けて医院の取り組みに取り入れたいと思った」みたいなことを私やスタッフが投稿することもあります。SNSなので何か投稿したら一瞬でスタッフ全員に伝わるので、便利なツールです。

院長取扱説明書には年齢、出身地、食べ物の好き嫌い、長所・短所などが書いてあって、私がどういう人物かスタッフにわかってもらうことでスタッフに安心感と親近感を持ってもらえます。またどういう医院を作っていきたいかも書いてあるので、スタッフもどんなベクトルで日々働けばいいのかわかります。さらに踏み込んで私がスタッフに望むこと、して欲しくないことも書いてあります。私と会う回数が少ないパートスタッフにも、院長の思いを確実に「伝える」ことができます。

根本――それは入社したらすぐにお渡しするのですか。

秦――そうです。入職時にしっかり伝えることで、スタッフが迷うことなく仕事に向かえます。それから、大事なことは朝礼で毎日毎日繰り返し言います。

根本――朝礼というのは何分間ぐらいですか。

秦――5分ぐらいです。

根本――その5分でどんなことをされているのですか。

秦――スタッフそれぞれに1年間の目標10個を立ててもらって，それを30秒間毎日黙読してもらいます。あとは事務長のコラムのような話が入ることもあります。先日入った喫茶店ではお水のお代わりを頼まなくてもお水を持ってきてくれた，とか。

根本――そういう，仕事をしていく上で大事な姿勢やエピソードを話してもらうのですね。

秦――最後に私が「きょうも患者様に優しく笑顔で接して下さい」というフレーズを必ず言うということにしています。

根本――そのフレーズをおっしゃるようになったのは，朝礼を始められてからですか。

秦――朝礼は開院当初から行っていますが，それを言い出したのは数年経ってからです。それまでの朝礼は連絡事項伝達の形式的な場でしかありませんでした。

根本――変えた背景は何かあるのですか。

秦――スタッフが患者様にいかに感じよく接するか，そこが一番大事だと思ったので。患者様って思っている以上にこちらの本当の感情を読むと思うんです。こちらの言葉はていねいでも，それが心からのものか，そうでないのかって絶対患者様に伝わってますね。

根本——他にも1カ月に1回、ミーティングのお時間を使われてパワーポイントでお話しされていたり……ああいうこともすごく大事ですよね。理念のお話をされるようになって以降、スタッフの方は理念の話をするようになりましたよね。

秦——そうですね。わかりやすい理念を伝えると、「そうか。そういうことを頑張らなきゃいけないんだ」ということが初めて理解できるのだと思います。

根本——では、今後の医院様の目標やご展望がありましたらお聞かせ下さい。

秦——今までにないオンリーワンのクリニックを作りたいです。

根本——当院の医療を提供してハッピーになる患者さんを増やす、ということですね。

秦——はい。スタッフはいま最高の状態にあって、キラキラしながら働いている、最高のチームワークができていると思います。すると受付や診察介助など仕事全体のスピードも速くなるんですね。どんなに忙しくてもみんな気持ちのいい笑顔が絶えることがありません。それがここ1年間の患者数の大幅な伸びになって表れていると思います。

根本——医院経営的にも結果が出ますね。そうなると、患者さんへのよりよい医療のご提供とか、スタッフの方のためのより働きやすい環境づくりとか、患者さんにもスタッフの方にもさらに還元することができますね。

秦——そうですね。なのでこの春に思い切って全面改装をすることにしました。2週間ほ

JCOPY 498-04862

どクリニックを閉じて、ゼロから当院のコンセプトに完全に一致した作りにします。動線なども最適化しますが、なによりもパートスタッフ全員の意見や希望もふんだんに取り入れたので、スタッフにも患者様にも還元できると思います。

根本――素晴らしいですね。

雇用時に気を付けること

根本――当院ではパートで入られたスタッフの方が、ご本人が希望されれば正社員としての雇用も考えるという流れですか。それとも、いきなり正社員として雇用するというよりもまずパートで雇用されて、という感じなのですか。

秦――両方のパターンがありますね。パートから正社員への場合は、「望めば正社員への道もある」ということをパートスタッフに示すためにあります。一方、正社員希望の応募者で、素晴らしい人材なら最初から正社員で採用しますが、その際、不公平にならないようなルールを設けることを心がけています。パートから苦労して正社員になった人がいる一方、外からポッと、何の成長もしていない人が入ってきた時に、彼らを同じ条件にしてしまうと今のよい雰囲気が壊れてしまいますから。

根本——たしかにそうですよね。新しい人は医院に慣れていないし、なおかつスキルも低かったら、なおさらよくないですよね。

秦——なので、正社員として入れるのであれば、パートで努力してきた人が納得するような条件で入ってもらうと。公平かどうかには、経営者が思ってる以上にスタッフは敏感なので、いつも細心の注意を払っています。でもそうした日々の気遣いはスタッフに伝わるので、結果、信頼関係が高まって、万一予期せず不公平なことが起きても理解してくれたりします。

根本——正社員をダイレクトに雇用する際には、あらかじめアナウンスしていないと変な誤解が生じる可能性はありますね。そういうところもひとつひとつ伝えていくことが大事ですね。

秦——そうですね。病院のルールを作り、スタッフ全員が納得できるものかどうかということを確認し、かつそれをスタッフにしっかり伝えてから実践するということが大事ですね。

根本——なるほど。すごく大事なことですね。

トラブルは成長のもと

根本――最後になりますが、本書を読まれている院長先生は、今よりももっとよいチームを作りたいというお気持ちだと思いますが、そのような方々に何かメッセージを頂けますか。

秦――スタッフのトラブルというのは必ず起きると思います（笑）。

根本――どんな出来事かはその医院さんによって変わるものの、トラブルというのは必ず起きると。

秦――その時は本当に辛いのですが、その経験は将来必ず自分の役に立つので、無駄ではありません。むしろそういう経験を繰り返すことで、経営に不可欠な「スタッフを思いやり、マネージメントするスキル」が身についていくのだと思います。

根本――逆に先生という立場から、本書を読まれているスタッフの方にお伝えしたいことは何かありますか。

秦――院長というのは診療、経営、教育という3つのことをしないといけないので、スタッフさんから見ると「どうしてそんなことをわかってくれないんだろう」とか「どうして

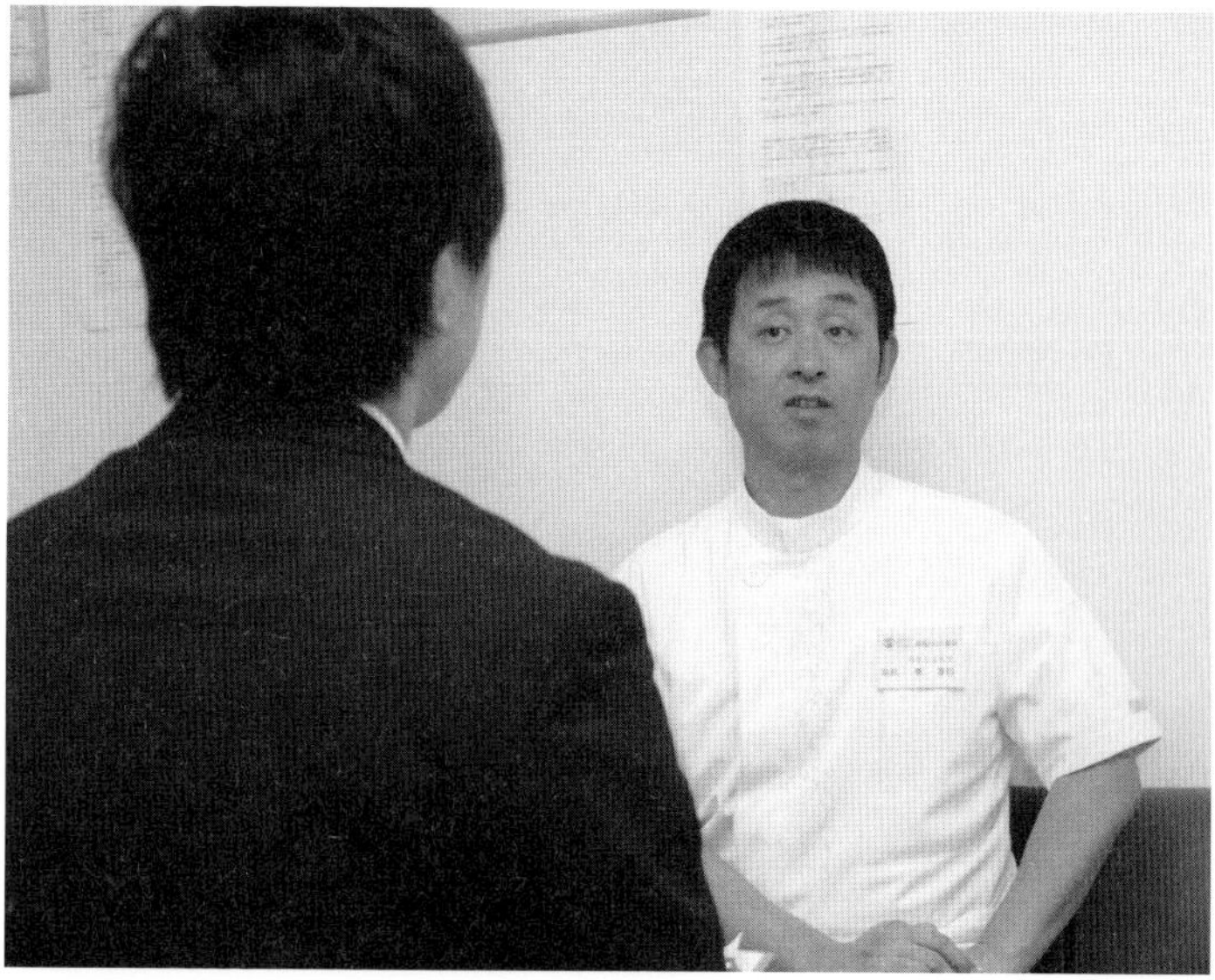

私のこういうところを見てくれないんだろう」と思うところが必ず出てきます。忙しいのでどうしてもそうなってしまうのですが、そのときに院長を責めるのではなくて、どうやったら病院がよくなるかというのを一緒に提案して考えてくれれば、院長もスタッフも患者様もハッピーになれるのではないかと思います。

根本――先生がおっしゃらなくても、自発的に考え行動するスタッフが増えてくると、よいクリニックになりますね。

秦――そうですね。当院も様々な経験や試行錯誤を繰り返し、皆、素晴らしいスタッフに育ってくれました。

根本――先生のクリニックもそうなるまでに11年という年月がかかったとのことですが、その11年は無駄ではなかった、ひとつひとつが意味のある出来事だったということですね。

秦――ええ。思えば今までスタッフのことで様々なトラブルがありましたが、結局のところは全て自分が悪かったように思います。

根本――自分が源泉であったと。

秦――そうですね。自分の想いをきちんと伝えて、スタッフのことを常に見て、そしておかしなことに気づいたらすぐに解決しないといけません。「朝礼の時に下を向いていたけど、まあいいや」みたいなことは、いずれ大きな災いをもたらします（笑）。

根本――それは何かのサインなのですね（笑）。「あまり元気がないね」「何か悩んでいることがあるの？」のようにお尋ねするのですか。

秦――まずは他のスタッフに聞いてみるとか。あるいは事務長に「彼女が下を向いていたので、何かないか、あとで面談しておいて」と頼むとか、すぐに手当をします。

根本――素晴らしい。先生が直接動かれる場合もあれば、ほかのスタッフの方の力を借りる場合もあるのですね。

秦――大事なのは「伝える」「見る」「約束を守る」ということです。

根本――約束を守るというのはどういうことですか。

秦――例えばスタッフから「年末調整の件をお願いします」とか、事務的な用事を頼まれたとします。でも忙しいからついつい忘れてしまいますよね。でもそれは、私からすれば100個ある用事のうちの1つかもしれませんが、スタッフからするとたった1つのお願いを反故にされたことになる。すると、そのたった1回でスタッフの気持ちは離れてしまいます。

根本――人間だから忘れることだってありますけどね。

秦――でも、スタッフからすればたった1つのお願いなんですよね。だからそういう約束は必ず守ります。

根本――スタッフの方にご自身の想いを伝える、あとはスタッフのことを細かくよく見る、そして必ず約束を守る、この3つをこの11年間で学ばれて、いまは現時点で最高のチームになったと。

秦――そうですね。スタッフトラブルが頻繁に起こって、その結果そうなりました（笑）。

根本――自身の経験を通して気づくというのはやはり大事なことですよね。

秦――そうですね。痛い目に遭って初めて「ああ、やらないとな」となるのだと思います。

根本――これからの人材不足の時代、患者さんからクリニックが選ばれる時代になっていくことを考えたら、やはり院長先生が変わっていかなければいけないのでしょうね。

秦――経営者だからといって偉そうにしているのはだめだと思います。有無を言わさず「言うことを聞け！」「患者さんには笑顔で接しろ！」とスタッフを押さえつける院長先生もおられるかもしれません。怖い院長先生ならばスタッフは言うことを聞くと思いますが、そのスタッフの目は死んでしまいます。そういうところに行くとスタッフが生き生きしていないんですよ。接遇もマナー講師に教わったみたいな敬語で、どこか冷たいんですよね。

根本――とりあえず言われたとおりにはやっています、という……本当に機械みたいな感じですよね。

秦――自分の経験である程度のところまではもって行けたのですが、そこからさらにスタッフをキラキラ、生き生き働かせるためには外からの助けが必要だと思い、根本さんのところに行きました。

根本――ありがとうございます。どうですか。その後、キラキラとなられていますか。

秦――なっていますね（笑）。

根本――そう言っていただけると、すごく光栄です。

秦――スタッフをキラキラ働かせるというのは本当に難しいですよね。でもそれは努力すれば絶対できます。

根本――でも、人々に永く愛されるクリニックを作るにはそれがすごく大事なことですよね。そうでないと、患者さんも来てくれないし、スタッフ募集への応募者も増えません。今日はすごく貴重なお話を聞かせていただき、読まれている方にも勉強になったと思います。素晴らしいお話をありがとうございました。

7 親睦会を実施しよう

院長とスタッフ、スタッフ同士、どちらにも言えることですが、よいチームを作るためにはコミュニケーションが不可欠です。

医療機関は様々な職種が連携を取る必要がありますが、コミュニケーションが取れていないと「受付はこんなにバタバタしているのに、なぜ看護師は診療室で私語をしているのか？」「なんでこんな予約の取り方をしているんだろう？　これじゃ診療が回らないじゃないか」などの感情と共に、次第に他職種同士でギスギスした関係になる可能性があります。まして、パートスタッフの割合が多いクリニックですと、スタッフによっては顔を合わせる機会すらないということもあり、なおさら、円滑なチームを作るのが困難になります。

そして、いくら診療中に顔を合わせると言っても、診療時間とは診療のことをしている時間であり、仲が深まるようなコミュニケーションを診療中に取るのは困難です。

そこで院長、スタッフ同士でコミュニケーションを深めるためにお勧めの取り組みが、定期的な懇親会の実施です。ここで言う「懇親会」とは、例えば「忘年会」「新年会」「歓迎会」「暑気払い」などを指します。

ただし、これらのイベントもただ闇雲に開催すればというわけではありません。せっかく時間やお金を費やして実施するのですから、最大限の効果を得たいものです。

以下に懇親会を実施するポイントをお伝えします。

開催までに十分時間を掛ける

昔は「よし！　今日は飲みに行くか！」というノリで、気が付いたら明け方まで飲んでいたということもあったかも知れませんが、現代はどちらかと言えば「仕事は仕事、プライベートはプライベート。仕事時間外でも仕事の人たちと関わるのは、できれば遠慮したい」という人の方が多いのではないでしょうか。

親睦会もあくまで業務時間外のことですから、突然声を掛けると「そんなに突然言われても困ります…」とストレスを与えることになりますし、ましてや、パートスタッフはシフトに入っている時間以外は家事や育児に追われていることがほとんどですので、突然言うと「こっちの予定を全然わかってくれない」と不信感を持たれたり、反発を受ける可能性もあります。

このようなことがないように、懇親会の日時はだいぶ前から告知しておくことが大切です。できれば2カ月前、遅くとも1カ月前には伝えるようにして下さい。

イベント係を任命する

私が主宰する医経統合実践会は「スタッフをクリニック経営に巻き込むコンサルティングやセミナー、商品のご提供」をコンセプトにしていますので、なおさらそのように思うのですが、本来院長がやらなくてもよいことを院長がやっている、というクリニックはまだまだ多くあると感じます。

数年前の出来事ですが、あるクリニックのコンサルティングで、昼食に院長と2人で出掛けた際、院長が「ちょっと寄り道していいですか？」と家電量販店に入ったと思ったら「スタッフから『クリニックの廊下の電球が切れたので買ってきて下さい』と頼まれまして」と平然と言ったのを聞いて、卒倒しそうになった経験があります。

クリニックで最も時間単価が高い職種は医師（院長）ですから「本当にこれは自分がやらなきゃいけないことか？」を問い掛け、その答えがＮｏである場合には、スタッフをはじめ、どんどん他の人に委譲していくことは極めて大切です。

本書をスタッフが読んでいることも想定し、これはスタッフ向けに書きますが、院長がやっている業務の中で「これって先生がやられる必要があるのかな？　これは私たちでやるべきではないか?」と思うことがあれば、積極的にやるようにして下さい。

親睦会についても、当日のお店選びや予約を院長がしているのは望ましくありませんので、お店選びや当日の司会などの幹事スタッフを予め任命することをお勧めします。

お店選びの注意点は「ひとりあたり、いくらくらいの予算で」と予算を伝えないとスタッフはお店を探せないということと、スタッフが決めてきたお店について「何でこんなお店を選んだんだ」と、後から言わないということです。特に後者の場合には、言い方によっては「じゃあ、最初から先生が決めたらいいじゃないですか」と、スタッフのモチベーションを下げることになりかねません。

事実、クライアントの院長の中には「スタッフに変なお店を選ばれて、当日テンション下がるのが嫌なので、お店選びだけは僕がするようにしています」という方もいます。それはそれで筋が通っていますので、よいと思います。

その他、「お店選びは基本的に任せますが、禁煙のお店にして下さい」など、院長が譲れない条件があるようでしたら、それも予め伝えて下さい。

全員参加を促す

この親睦会は院長とスタッフ間や、スタッフ同士の親睦を深める目的があります。よって自由参加は基本的に認めない方がよいです。もちろんどうしても参加できない事情の場合は仕方ありませんが、もともとの意識として「うちの親睦会は基本的に全員参加するものだ」と「うちの親睦会は参加しても、参加しなくても、どちらでも自由だ」では、参加率が大きく異なります。

「労働時間以外の時間を拘束すると、スタッフから不満が出るのでは？」と心配な場合は、どこかのミーティングで親睦会を実施する意味や目的、なぜ参加することが大切なのかを伝えると同時に、その後、入社する新人スタッフには、面接の時点で「当院は年3～4回、親睦を図るための食事会（飲み会）を実施しており、余程の事情がない限り参加して頂いていますが、大丈夫ですか？　もちろん突然日時を言うことはありませんので安心

JCOPY 498-04862

して下さい」と文書で伝えるのも一案です。

当日の席はくじ引きにする

親睦会の席も重要です。何も講じなければ、ほぼ間違いなく、もともと仲がよかったり、気が合うスタッフ同士で着席することになります。

繰り返しになりますが、あくまでこの親睦会は単なる友だち同士の楽しい会ではなく、普段プロフェッショナルとして働くスタッフ同士が交流を図るための会ですので、もともと仲がよく、気が合うスタッフ同士が近い席に座っても効果がありません。

そこで有効なのは当日の席をくじ引きにするという方法です。ここで前述した「イベント係」が効果を発揮します。

どんな取り組みでもそうですが、いつまでも院長が先導してやり続けると、次第にスタッフは「院長がやってくれるだろう」「これは私の関与することではない」という「非当事者意識」が強くなるだけでなく「ただでさえ忙しいのに、何でこんなことやらなきゃいけないんだ」などのマイナスな感情を抱く可能性も高まります。この親睦会において、席をくじ引きにするという取り組みにおいては「仲がよいスタッフ同士で座った方が盛り上がるじゃないか。何でわざわざくじ引きにするのか？」などの不満を抱きかねないということです。

その点、スタッフの中にイベント係がいて、くじ引きをはじめ、様々な事柄をイベント係が計画、実施することで「○○さんと△△さん（イベント係）は、診療だけでも忙しいのに、よく頑張っている」と、むしろポジティブに捉えてくれることが多いです。

くじ引きにし、普段なかなか交流がないパートスタッフや他職種のスタッフ同士が交流を図りやすくなるという、この親睦会の中でも特に得たい結果が得られやすくなりますので、ぜひ実施して下さい。

JCOPY 498-04862

写真係を任命する

親睦会の様子を写真で撮るのも大切です。その写真はブログやSNSなどに活用します。その理由は「当院はよい雰囲気の職場ですよ」とアピールするためであり、それによって募集が増える可能性が高まるからです。

5年後、10年後の長期的なことは予想が難しいですが、しばらくの間は人材不足の時代で、売り手市場の状況が続きます。誰でも名前を知っている大手企業が巨額を投資して、よい人材の採用に躍起になっている中、単なる『待ちの採用』の姿勢では、人財はもちろん、人材の採用さえ困難になります。ちなみに『待ちの採用』とは「ハローワークに募集を出す」「新聞の折り込みチラシに広告を出す」「転職サイトに掲載する」などのような、どこのクリニックでもできるような採用活動のことを指します。

懇親会当日の楽しそうな様子をブログやSNSに載せたところで、すぐに募集が増えるわけではないかも知れませんが、何事も大きな結果を得ようとすれば、小さな行動の積み重ねが大切です。

ただし「みんな、手が空いてたら写真撮ってね」という促しでは、ほぼ間違いなく写真を撮られることはありませんので、イベント係同様、当日の写真撮影係を予め決めて下さい。

親睦会が浸透してきたら「院内旅行」にチャレンジ!

親睦会よりも実施のハードルが高いですが、実施した分、さらに交流が深まるのが院内旅行です。ただしパートスタッフ中心のクリニックにおいては、多くの場合、家事や育児を理由にパートという就業形態を選んでいる人材が多いですので、宿泊は難しいかも知れません。その場合には日帰りの旅行でもよいです。

弊社でも創業6年目の2017年に初めて社内旅行を実施しましたが、行先は東京ディズニーランドでした。メンバーの中には「子供を保育園に迎えに行かなければいけないの

JCOPY 498-04862

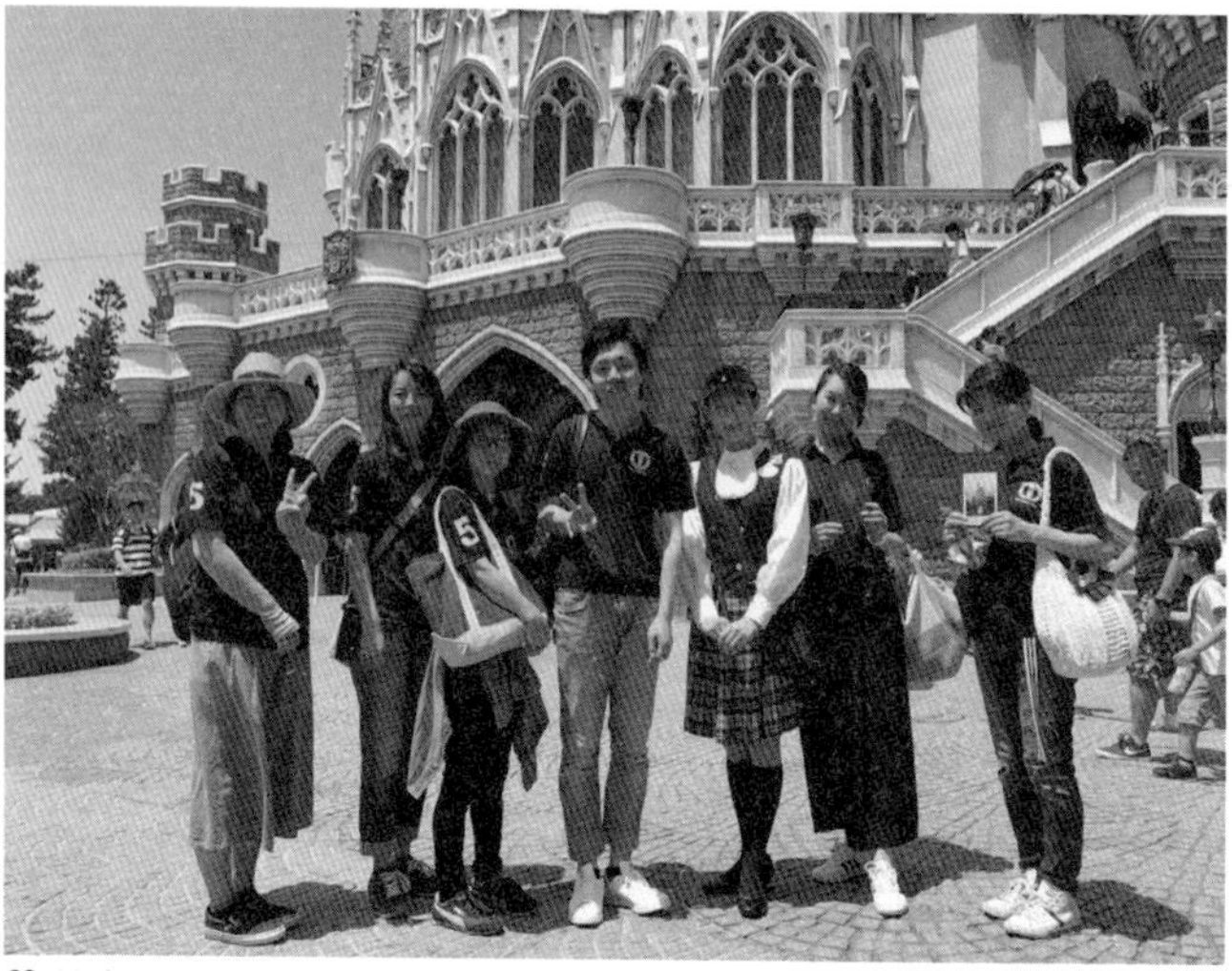

社内旅行にチャレンジ！（中央は筆者です）

で、遅くても13時半にはパークを出ないといけない」という者もおりましたので、10時から13時までは全員でパークを回る時間とし、それ以降は自由行動とし、帰る者もいれば、その後、子供と合流し、パークで遊んだ者もいたようです。特にパートスタッフ中心の場合には、このように自由度を高くした方が、参加するハードルが下がります。

当日はこの日のために作ったオリジナルポロシャツを着てパーク内を回りましたが、私はこの日を境にメンバー間の結びつきが強くなったと感じますし、今後も定期的に実施したいです。

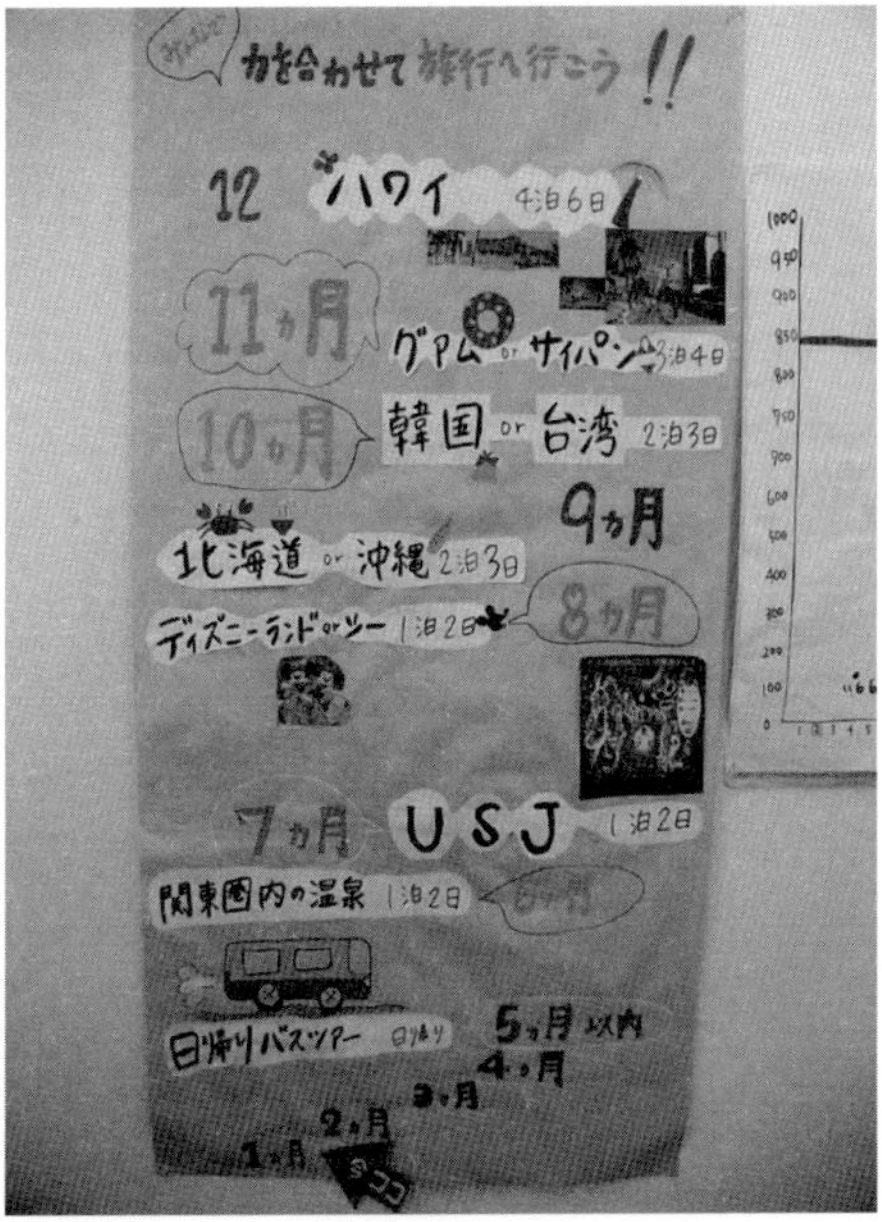

頑張ったら、行先もグレードアップ！

院内旅行の行先ですが、前述したように弊社の経験やクライアントの実施状況を考えると、ディズニーランドやディズニーシーが嫌いという女性スタッフはあまりいませんのでお勧めです。せっかく費用や時間を掛けて実施するにも関わらず、行先を告げた途端にテンションが下がるのでは本末転倒です。

ある程度、多くのスタッフから支持されるであろう行先で何度か院内旅行を実施した後、右の写真のクライアントのように「クリニックで掲げる目標を達成した回数によって、行先のグレードを変える」という取り組みもユニークです。

効果が高いからこそ、信頼関係の確立が先！

親睦会、院内旅行どちらにも言えることですが、時間や費用が掛かる取り組みだからこそ、実施の効果が大きい一方、信頼関係が作られる前に実施してしまうとかえって逆効果になる可能性が高いです。

信頼関係が作られていないうちに実施することによって、「できれば仕事時間外で先生と関わりたくない」「せっかくの休みに仕事の人と会うのは嫌です」「旅行に行くお金があるなら、私たちに還元してほしい」などの感情が強化されますし、そんなことならやらない方がよかった、となりかねません。

何をもって「信頼関係が確立されている」と言えるのか、明確な基準はありませんが、院長の話を、院長の方を向いてうなずきながら聞いているのか、下を向いて一切を目を合わせようとしないのか、何かの取り組みを院長が提案しても、実施することなくスルーされているのかなどの現象から汲み取ることができます。そのような、信頼関係が確立されていないと思われる状況では親睦会や院内旅行の実施の前に、前述した個人面談の実施などの方が優先順位が高いです。

8 ポジティブな感情が集まる文化を創ろう

「医業業界もサービス業である」とは、現代においては珍しい表現ではありませんが、他のサービス業との大きな違いは「顧客（医療の場合には患者）が『行きたい』と思って来ていない」ということです。「この病気を何としても治したい」という姿勢で訪れているという意味では前向きな気持ちと言えますが、そもそもその病気でなかったらクリニックには来ていないのですから、概ね医療業界は「本当は行きたくないと思っている人を受け入れている業種」と言えます。

本当は行きたくないと思っている人がクリニックに訪れているますので、ちょっとした出来事でもマイナスな感情が強化されやすいと言えます。極端に言えば、ディズニーランドでアトラクションに乗るのに2時間待っている人が、キャスト（ディズニーランドで働いている人）に「いつまで待たせるんだ！」と怒ることはありませんが、クリニックで同じ時間待っている患者さんは怒る可能性があったり、その他「受付スタッフの対応が冷たかった」「看護師さんの説明が足りなかった」「クリニック内が寒い（暑い）」「先生がパソコンばかり見ていて、私の方を全く向いてくれない」など、他のサービス業では気にならなかったり、言われないことも、医療業界では言われるということがよくあります。

つまり医療業界で働く人は日々患者さんからのネガティブな感情、言葉、態度を受け止める必要があり、何も策を講じないと、脂肪のように蓄積されていく可能性があり、その蓄積があるラインに到達すると退職に繋がる恐れもあります。

特にパートスタッフは常勤スタッフに比べて、勤務日数も少なく、勤務時間も短いため、職場や患者さんへの愛情や関心が薄くなりやすく、それだけ退職に繋がりやすいのです。

繰り返しになりますが、スタッフが退職すると「募集する」「面接する」「採用する」「教育する」という工程を踏まねばならず、それに掛ける金銭的、時間的コストはそのスタッフが辞めなければ捻出する必要がないものですので、スタッフの離職率を下げることは、クリニックが発展し続ける上で不可欠です。

スタッフの退職を防ぐ取り組みのひとつとして「個人面談を実施する」は前述の通りですが、それに加えて、日常的に実施した方がよいのが「ポジティブな感情が集まる文化を創る」ということです。その具体的な取り組みとして効果的なものを3つご紹介します。

「ありがとうカード」

様々な企業が実施しているので、知っている方も多いと思いますが、あるスタッフの仕事ぶりがよいなと感じたら書くカードです。これまで多くのクライアントで実施して言えることは、導入当初はなかなか集まらないということです。定期的にコンサルティングを受けられているクリニックですら、そうなのですから、普通のクリニックでこの取り組みを実施し、継続するためにはかなりの根気を要します。

「ありがとうカード」も、他の取り組み同様、「何のためにありがとうカードを始めるのか」「カードはどこに保管してあるのか」「カードを書いたらどこに置いておけばよいのか」「書いた対象のスタッフに、どのような形でいつのタイミングで渡せばよいのか」など、詳細を決めることが大切です。

なお、最もこのカードが渡し合われるのは「1日1枚、必ずカードを書くこと。それが実施できなければ、賞与に反映する」という形にすることですが、これができるのはかなり信頼関係が作られているクリニックです。何をもって「普通の」と言えるかはともかく、普通のクリニックでこのルールを課すと、かなり高い確率で「何でただでさえ忙しいのに、こんなの書かなきゃいけないんだ。そもそもわざわざこんなカードに書かなくても、感謝することがあったら、直接伝えてる」と、大きな反発を招くと思います。

次に有効なのは「クリニック全体で毎月○枚のカードが書かれたら、来月の△日はお昼のお弁当をクリニックが用意する」などの方法ですが、これも悪く作用すると「私はたくさん書いているのに、なぜ全然書かない人にまで還元されるのか」と、意欲的に取り組んでいるスタッフのモチベーションを下げる可能性もありますので、もうひとつの方法である「その月で最も書いた人と最も貰った人を表彰し、副賞として図書券1000円分を贈呈する」みたいな形が有効です。

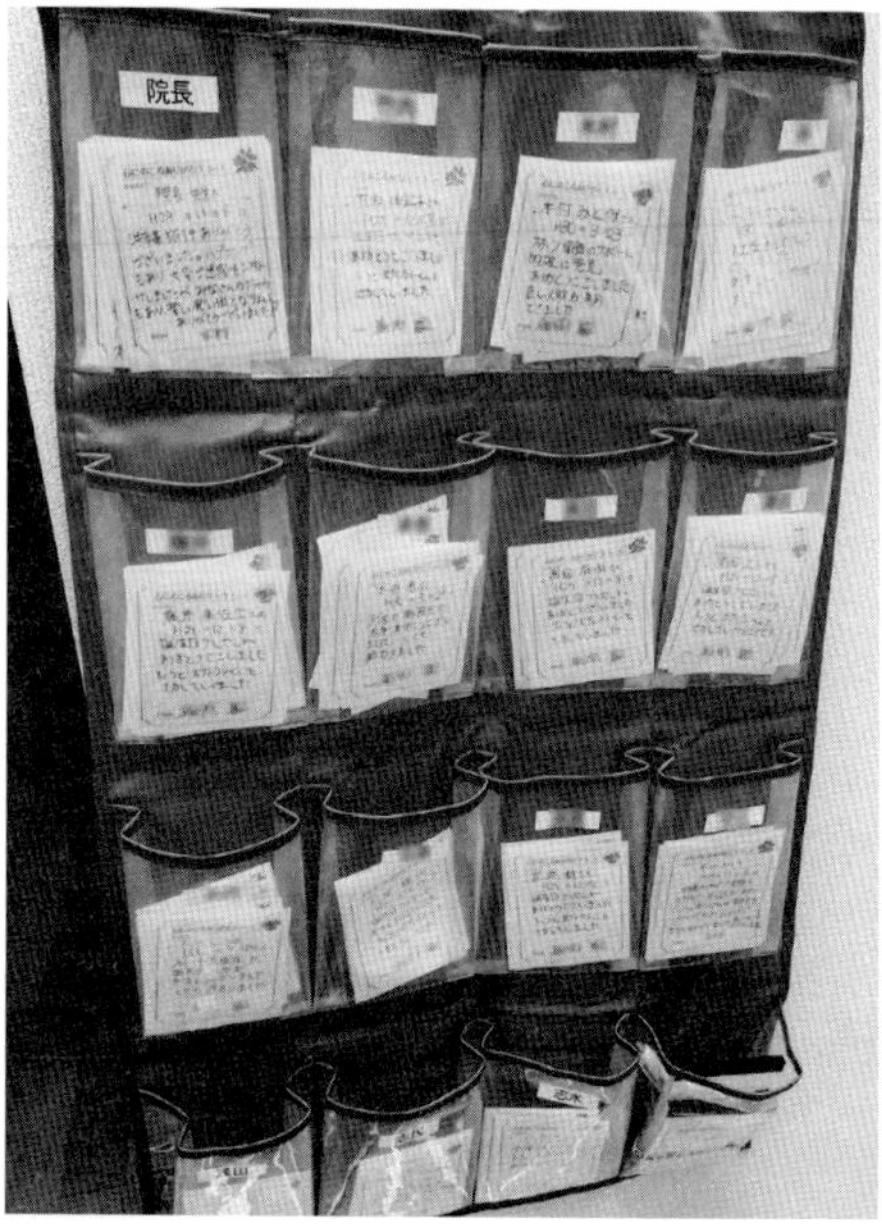

✤「ありがとうカード」の「見える化」

なお、本書のインタビューに答えて下さった北原瞳さんが働かれている、ふくおか耳鼻咽喉科様では、上の写真のように個々の透明のポケットにカードを入れ合う形にしています。このように「見える化」することも有効です。

患者さんからの喜びの声

医療従事者として働く多くの人は「ガンガン稼ぎたい」とか「出世して、多くの人に影

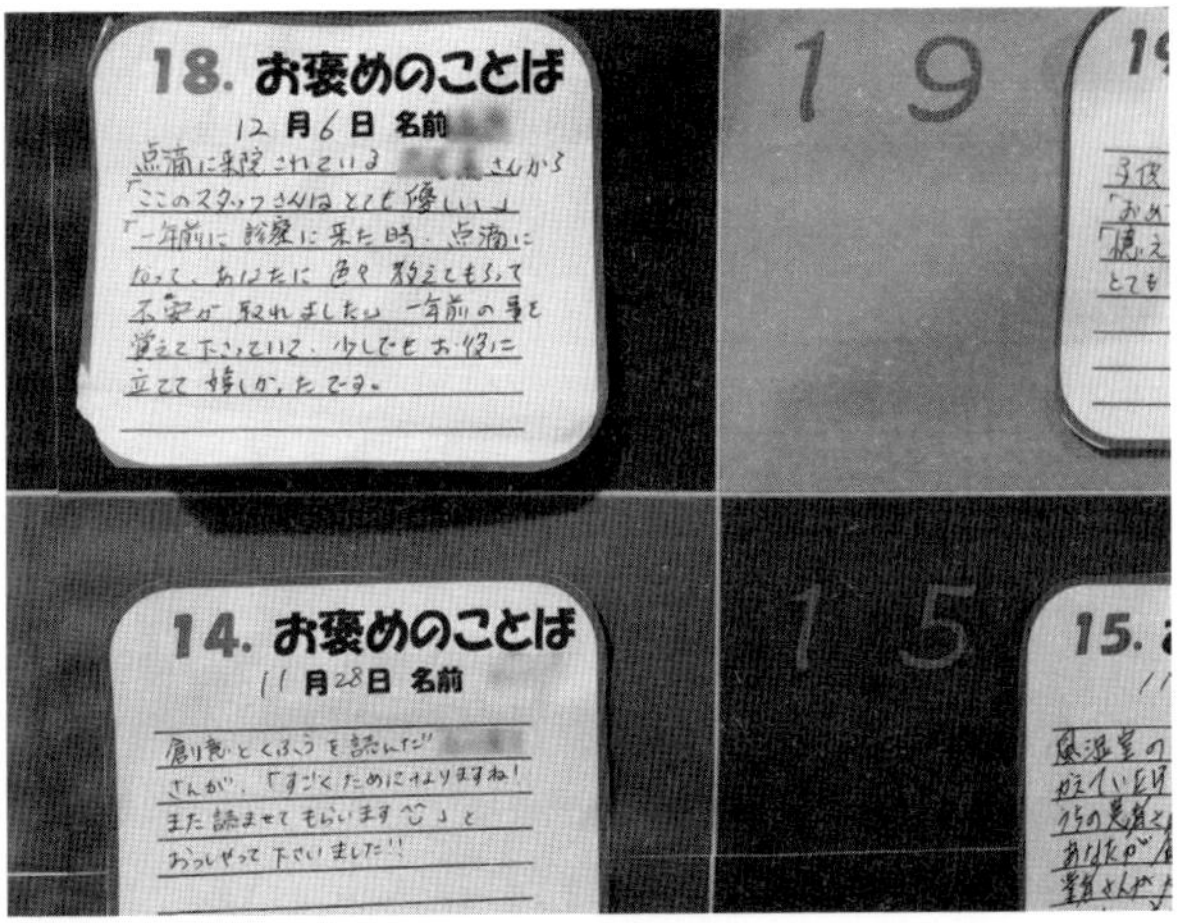

「お褒めのことばカード」を共有する

響を与えたい」という気持ちではなく「困っている人の助けになりたい」「人と接するのが好きなので、患者さん（お客さん）に笑顔になってほしい」という気持ちであると言えます。よって患者さんの笑顔や感謝の言葉がモチベーションを上げる要素のひとつです。

診療中、あるスタッフが患者さんから感謝されたり、嬉しい言葉を掛けてもらったりということはよくあるものの、その情報は共有されないことがほとんどです。それを仕組み化して集めることをお勧めします。

具体的には上の写真のような「お褒めのことばカード」をスタッフに配布し、該当する出来事があったら共有するということです。

なお、これは前述した「ありがとうカード」にも言えますが、「書ける時は書きましょう」「できるだけ書いてね」という促しでは、よほど意識が高いスタッフでないと書かないと思います。

多くのクライアントでどのようにしたら集まるのか試行錯誤し、有効だと感じたのは「1カ月で必ず全員最低1枚は書いて、かつ、クリニック全体で○枚以上の患者さんからのお褒めの言葉が集まったら、院長からスイーツのプレゼント」という副賞を設けることです。

何でもかんでも還元するという風土ができるのは考えものですが、このような「診療以外の取り組み」をスタッフが嬉々として実践してくれるなら、それくらいの投資は有効だと、私は考えています。

ミーティング時のGOOD & NEW

「定期的なミーティングによって情報共有をする」の項でも書きましたが、私がクライアントの院長先生にミーティングの重要性を伝えると、「かつてはやってたんですが、自分の独演会になり、みんな下を向いていて、まるでお通夜のようなので、いつの間にか辞めちゃったんですよ」と答える院長は少なくありません。

もともとの信頼関係もそうですが、そのような場合は「仕組み」を見直すことも大切です。ミーティングにおいては、「ミーティングの冒頭にGOOD & NEWを組み込むことで、プラスの雰囲気にする」というのが具体策のひとつです。ちなみに「GOOD & NEW」とは「最近あったちょっとよかったことや新たな発見、気付き」のことであり、それをミーティングの時に参加者ひとりひとりが発表するのです。

基本的に診療時間は診療に関する会話はありますが、特に院長とスタッフ間は診療以外の時間はほとんど接点がありませんので、コミュニケーションを取る機会が少ないです。

しかし、特に医療機関のような、いわゆる「女性職場」においては、診療以外の他愛もない日常会話が大事だったりしますので、ミーティングの中にGOOD & NEWを取り込むのは有効です。

なお、これは細かい話ですが、人の話を聴く際は「オープンポジション」が大事であることを、定期的に院長から伝えることをお勧めします。ちなみに「オープンポジション」とは「話し手の方を向く」「定期的に話し手と目を合わせる」「うなずく」「メモを取る」「姿勢を伸ばす」などの態度を指します。一方、オープンポジションの逆が「クローズドポジション」であり「ふんぞり返る」「脚を組む」「話し手をほとんど見ない」「メモを全く取らない」などの態度を指します。

どんなに小規模であっても、人前で話をしたことのある方ならわかると思いますが、自分が一生懸命話しているのに、相手がクローズドポジションだったら、話していて段々としんどくなります。無論「本当に自分の話は伝わっているのか?」という気持ちが強くなってくるからです。

これまで多くのクリニックを見てきて感じるのは「人が話をしている時は相手の方を向いて（うなずいて、メモを取って、姿勢を正して）聴きましょう」という、ある意味「当たり前のこと」を当たり前に実施できているところほど、結果が出ているということです。

9 リーダーを決めよう

開業後、順調に患者数が増えていくと、必然的にスタッフ数も増えます。開業時は院長と数名のスタッフで構成されていたクリニックも、スタッフ数が2桁になれば、立派な「組織」と言えます。

開業時は院長とスタッフの距離が近く、また、スタッフ数が少ないので、院長のメッセージは全スタッフに伝わりやすいですが、前述した「組織」になると、次第にシフト制になったり、常勤以外にパートスタッフの割合も増えることで、院長の考えが伝わりづらくなります。

本書の最初に、私がチームを作る上で最も大切であると考える「理念を浸透させよう」と書きましたが、理念やクレドなど、目指す方向性が一致していないチームなど、それは

「チーム」ではなく「烏合の衆」です。

烏合の衆と化した集団をまとめるのは一筋縄ではいきませんので、そうなる前に対策を講じる必要があります。具体的にはスタッフの中でリーダーを決めるということです。

リーダーを決める時に気を付けること

リーダーを決める上で気を付けなければいけないのは「当院においてリーダー業務とは、具体的にどんなことを指すのかを明確にすること」です。

ある日、最もキャリアが長い人材が院長から「今日からリーダーよろしく」と肩を叩かれ、それで終わりということは、実によくある話ですが、これでは確実にリーダーは機能しません。

本来であれば、全スタッフの中で、医療技術や知識を指す「テクニカルスキル」、当た

JCOPY 498-04862

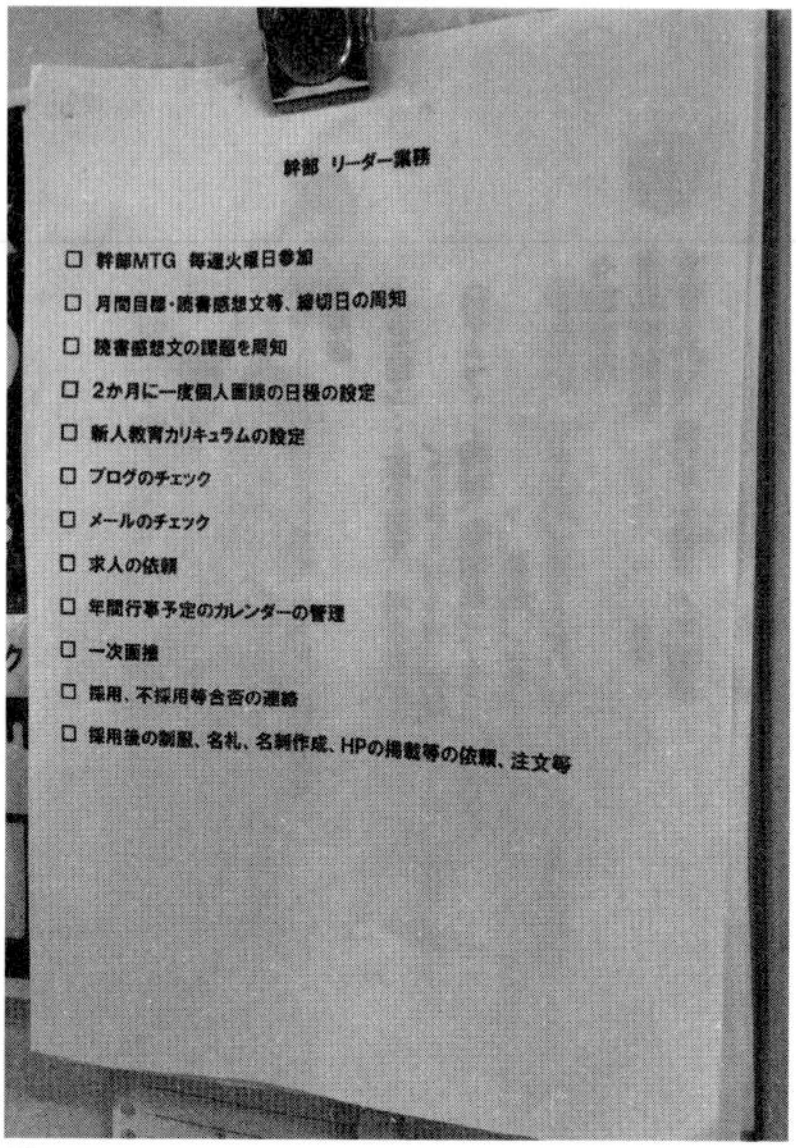

✿ リーダーの業務を書き出して明確化する

り前のことを当たり前に実施する「ヒューマンスキル」、院長がどんなことを期待しているかを汲み取ったり、クリニックの方針に沿った行動をする「コンセプチュアルスキル」の「3つのスキル」が最も高いスタッフをリーダーに選任すべきですが、そもそもこの3つのスキルを示す指標がありませんので、現実には勤務年数が最も長いスタッフがリーダーになることがほとんどです。

ですから勤務年数が長いスタッフがリーダーになることは、他のスタッフの兼ね合いもあり、仕方ないことですが、それに加えて「リーダーと言っても、どんな業務をしたらよいかわからない」では、そもそもリーダーを選任した意味が全くありません。

リーダーに任命されたスタッフは何をしてよいかわからず、他のスタッフも「なぜこの人がリーダーなのだろうか？」と疑問を持つものの、特に反発する理由はないので黙っているが、でも、心からこのスタッフをリーダーとして認めているわけではないという心境になり、院長は院長で、リーダーに任命したスタッフが期待通りの働きをしてくれないので「何やってんだ！　リーダーだろう！」と腹を立てるという、誰も幸せにならない状況が作り出されることになります。

このようなことを防ぐためにも、リーダー業務を明確にして下さい。前ページの写真のように、リーダー業務を明確にするだけでなくスタッフルームに掲示することでリーダースタッフによい緊張感が生まれます。

リーダーに求められていることとは?

これまで多くのリーダースタッフを見てきて感じることは「院長の意向に100パーセント沿うリーダーが理想である」ということです。逆に言えば、院長とリーダースタッフが事ある毎に反発し合うクリニックは、とてもまとまりが悪いということです。

前述したようにリーダーに選ばれるスタッフは、勤務年数が最も長く、日々の診療業務はそつなくスピーディーにできるため「○○さんは仕事ができる」と、他のスタッフから評価されています。

そのリーダースタッフが院長の言っていることに反発していると、他のスタッフはとても混乱するだけでなく、最悪の場合にはリーダースタッフとその他のスタッフで徒党を組むようになり「スタッフルームで院長やクリニックの悪口を言う」「午前や午後の最後の予約時間帯に予約を入れず、楽をする」「院長の提案や指示に対して『面倒なことが増えるから、やらなくていいよ』と陰で他のスタッフを煽る」などの、クリニックとっては百害あって一利なしの状況を作ります。

はっきり言って、この状況からクリニックが蘇生するのは、院長自身が変わるだけでなく、多くのスタッフを入れ替えることが必要ですので、最低でも2年、長くて3～4年の年月を要することになります。

リーダーをただ勤務年数が長いだけという理由で選任し、具体的に求める業務や、リーダーに必要な心構えを伝えないということはそれだけのリスクを抱えることになるのです。

本書を読んでいるのが正にそのリーダースタッフ、もしくは、院長から次期リーダーとして期待されているスタッフであることも十分考えられますので、その方々向けに繰り返し伝えますが、リーダーは院長の意向に100パーセント共感し、院長の得たい結果を得るために、他のどのスタッフよりも早く動くことが最も求められているのです。

リーダーがいるような規模のクリニックでは、院長よりもどんなスタッフがリーダーであるかが、クリニックの結果を左右すると言っても過言ではありません。

本書をここまで読むような意識の高いリーダー（候補）スタッフには「リーダーは院長の意向に100パーセント共感し、院長の得たい結果を得るために、他のどのスタッフよりも早く動くことが最も求められている」ことを念頭に置いて、院長をサポートしてほしいと願っています。

10 スキルアップの機会を作ろう

これまで本書では「パートスタッフは正社員と違い、都合のよい日にちや時間に合わせて働く立場なので、非当事者意識になりやすい」と伝えました。

しかしこれは書き手の私が書くからよいのであって、院長が同じ気持ちでパートスタッフと向き合い過ぎると、「そうですね、院長の仰る通りです。所詮、私はパートですから」と、その気持ちを強めることになります。

プロフェッショナルとしての自覚を促す

弊社の場合にはメンバーに「仕事中、正社員かパートスタッフかを重要視していません。

なぜなら給与が発生しているからです。給与が発生している時点で『プロフェッショナル』として仕事をしているかどうかを重要視します」というメッセージを、ここまでストレートではないにしても、伝えています。

もちろんそれを話してすぐに「そっか。私は『まぁパートだから』という思いがあったけど、それじゃいけないんだ」と、すぐに気持ちが変わるわけではありませんが、多くの敏腕経営者が自著で「経営者は従業員が『社長はまた同じこと言ってるよ』と思うくらい、何度も繰り返し同じことを伝えることが大切だ」と書いています。私も同感です。

「③面接時に大切な情報を伝えよう」で、「大事なことは入社前の面接時に伝えましょう」と書きましたが、弊社の場合には応募者に最初に、「弊社は『お客様に〃〇〇した方がよいですよ！〃とアドバイスする会社』です。よって、アドバイスする側の弊社が、お客様から見て『さすがアンリミテッドだな！　こういう素晴らしい会社のアドバイスなら、しっかり聞かないといけないな！』と思って頂く必要があります。そのために必要なのは、ひとりひとりのレベルアップです。あなたがもし弊社に入社したとしたら、仕事時間はもちろん、仕事時間外でも、レベルアップ（具体的には、ＰＣスキルを上げる、読書をする等です）しようと努力することができますか？」というメッセージを伝えています。

「面接時に厳しいことを伝えると引いてしまうのでは？」と思うかも知れませんが、入社後「そんなこと聞いてません」とトラブルになるよりは、よほどよいです。

パートスタッフの多くは「労働時間や休日について融通がつきやすく、言われたことを淡々とやればいいいんだ」と思っていますから、早い段階で「医療従事者たる者、正社員、パートスタッフに関わらず、自己成長することが大切なのだ」ということを、口頭や文章で伝えていくことが大切です。

ちなみにここで言う「自己成長」とは、主にセミナーや研修会などに参加することを指しますが、特にパートスタッフはどうしても全額自腹を切ってセミナーに参加するなどは難しい（もちろん参加費用額にもよりますが）ことが多いので「入社して丸3カ月経過した人材は、年間3万円までクリニックがサポートします」などのサポート体制があった方がよいです。

しかしセミナー参加などはあくまで「推奨」であって、「強制」であってはいけません。正社員であれば、ある程度の負荷を掛けてもよいですが、パートスタッフは家事や育児などプライベートを優先しますし、だからこそパートという雇用形態を選択しているのですから、そのようなスタッフに自己成長の機会を「推奨」するものの、決して「強制」しないという姿勢を表す必要があります。

この章では「パートスタッフと言えど、プロフェッショナルなのだ、という自覚を持ってもらいましょう」と書いていますので、若干矛盾を感じるかも知れませんが、つまり「言い過ぎてもダメ、言わな過ぎてもダメ」ということです。

「うちのクリニックは雇用形態に関わらず、プロフェッショナルとしての仕事を期待します。プロとして成長するために勤務時間外でもレベルアップするための学び、練習の機会を設けて下さい。今、家事や育児で忙しいスタッフは無理のない範囲で、しかし徐々に仕事に打ち込める時間が増えたら、ぜひ外部のセミナーなども参加して下さい」

このようなことを伝えてみて下さい。

JCOPY 498-04862

他院見学はモチベーションが上がりやすい

他院見学は、多くのクリニックにプラスの変化をもたらしやすい取り組みと言えます。同じ業界で、同じような境遇の中で働くスタッフを目の当たりにすることで「私たちも頑張っているつもりだったけど、他にもこんなにたくさんの取り組みをやっているクリニックがあるんだ」「他のクリニックのスタッフを見て、大変なのは自分だけじゃないんだなと思いました」などの心境になりやすいのです。

しかし効果的なこの取り組みも、導入の仕方を誤ると逆効果になりかねませんので注意が必要です。具体的には以下の点に注意して下さい。

見学クリニックのよいところを見るように伝える

他院見学も、他の取り組み同様「何のためにそれをやるのか」をしっかり伝えることが大切です。それが伝わっていないと「他のクリニックを見ても意味がない」「ただでさえ忙しいのに、なんで見学なんか行かなきゃならないんだ」と、見学に対してマイナスな感情を抱き、そのまま見学に行ってしまうと「(見学先が他の診療科目の場合)うちは眼科なのに耳鼻科を見ても意味がない」「あのクリニックの器具の滅菌レベルはどうかと思う」「うちはスタッフブログをやってるのに、あのクリニックはやっていない。うちもやらなくていいのでは?」など、見学後も「やっぱり行っても意味がなかった」という雰囲気が蔓延します。

「どんなクリニックにも優れている点と足りない点があります。△△クリニックはクリニック全体で診療のスピードアップや効率化に取り組んでいる素晴らしいクリニックなので、診療風景を見ながら当院でも取り入れられそうな取り組みを見つけてほしい」

このような感じで伝えるとよいです。

その見学は休みか？ 仕事か？

他院見学をする際、考えなければいけないのは、見学に行く曜日です。端的に言えば、診療を休んで見学に行けば、それは「仕事」と捉えると思いますが、もともと休診日である曜日に行くと、普通の感覚のスタッフですと「休みの日に見学(勉強)ですか?」と不

JCOPY 498-04862

満を持つ可能性もあります。

私の個人的な意見としては、1年に1~2回程度の頻度で、しかも正社員であれば「確かに休みを使って見学に行くけど、交通費はクリニック持ちだし、何より自分の勉強になるんだから、文句言わないで行ってくれよ」と思います。

しかし、繰り返しになりますが、パートスタッフは「今日は何時間働いたから、いくらの給与になる」という感覚の人が多いので、拘束時間を作るということは、時給は発生するものだと考えることが多いと予想します。

あとは院長先生の選択になりますが「揉めることなく、気持ちよく見学に行ってほしい」と考えるなら「○時~△時までを見学時間として、その時間帯の時給は出す」とすることが最も平和です。その一方で「どうして診療しているわけではなく、学びのための時間なのに給与が発生するんだ? それはおかしいだろう? うちは時間外の勉強に時給は発生させない!」としてもよいかと思います。ただしこれが通用するのは、ある程度信頼関係が作られている場合です。そうでないと反発を招く恐れがあります。

どのような方法を選んだとしても、最も大切なのは、見学前に「これは仕事の一環で行くのか？ 休みの日に自分たちの時間を使って行くのか？ 強制参加なのか？ 自由参加なのか？」ということを、明確にスタッフに伝えることです。

これをしっかり伝えないと、見学前も見学中も見学後も「これって時給出るのかな？出なかったら最悪だねー」などの会話がスタッフ同士で繰り広げられることになり、よいことは何もありません。

学んだことを実践する

学生時代の学習は、知識の習得やテストの合格のため（生々しい言い方ですが）に実施するものですが、社会人になってからは、実践するために学習するのです。つまり「実践なき学び」は社会人にとっては意味がないのです。

無論、他院見学も実践するために行うのですから「見学クリニックから、何を当院は取り入れ、実践するか？」を明確にして下さい。そしてそのディスカッションは、早ければ

JCOPY 498-04862

早いほどよいです。私のクライアントの中には、見学後、帰りの新幹線で席を向かい合わせにして話し合っているところもあるくらいです。

ちなみに、「うちのクリニックはいろいろと提案やアイディアは出るんですが、なかなか実行に移せなくて…」と相談してくる院長がいますが、そのような場合は提案やアイディアを形にする上で「いつから」「誰が」「どのように」やるのかが明確になっていないことが多いです。例えば友達同士で「旅行行きたいよね」と話が出ても、「いつ頃行けるか」という時期や日数が決まった上で「どこに行くか」という場所が決まり、「どのような手段で交通手段やホテルを確保するか」などの詳細が決まることで、ようやく旅行が実現するのと同じです。

以上の点がしっかり機能すれば、他院見学は必ずやプラスの効果をクリニックにもたらしてくれることでしょう。

繰り返しになりますが、正社員に比べて、パートスタッフの多くは「自分の投じた時間が、いくらになるか?」を考えやすいですし、家事や育児をしながらの勤務ですので、勤務時間外の学習を課すのは難しいです。

しかし、入社前の面接や朝礼、定期的なミーティングなどで「仕事は、お金や生活のために実施することが第一の目的であってよいですが、当院は仕事を『自己成長の場』であると考えています。もちろん、皆さんそれぞれの生活がありますので、学習を強制することはありませんが、当院のメンバーでいてくれる以上は、少しずつで大丈夫ですので、自己成長のために時間やお金を使ってみて下さい」と、繰り返し伝えていくことで、次第にその考え方が浸透していきます。

11 配偶者（パートナー）の理解を得よう

クリニックの多くは「院長以外は女性スタッフで構成された組織」と言えます。ここで院長が気に留めておいた方がよいのが「スタッフのパートナーが自院に対してどのような思いを持っているか？」ということです。

家族などの理解を得ることは大切

「これまでは明るく元気に頑張っていたスタッフが、最近彼氏ができた途端、急に仕事への意欲が下がった」とは、女性職場であるクリニックにおいて、よく聞く話です。これは、最近できた彼氏が「何でそこまで仕事頑張るんだよ」「休日にセミナーって、それは仕事？　手当は出るの？　え、出ない？　それおかしいんじゃない？」などと言っていることがかなり高い確率で予想できます。

彼氏だけでなく旦那さんも同様です。一般的に「パート＝家事や育児の合間のすき間時間を使ってやるもの＝そこまで一生懸命やらなくてもよい」のような図式で考える旦那さんが多い中で、奥さん（スタッフ）がちょっとでも仕事を頑張っている姿を見せると「何でそこまで頑張るの？　どうせパートだろ？　子育ては疎かになってないよな？」などと、奥さんの士気を下げるようなことを言う旦那さんが少なくありません。

若干話は脱線しますが、彼氏や旦那さんだけでなく、現代においては親もそういう存在になりつつあります。つまり子供（自院のスタッフ）が「私の職場って日曜日にセミナーがあったりして大変」などと愚痴を言った時に「休みの日に大変ねぇ。そんなに大変なら辞めちゃえば？」などと余計なアドバイスをするだけでなく、酷い場合には親が「本人が『もう行きたくない』って言っているので、辞めさせます」などと、とんでもない電話をしてくることもあるのです。

いきなり身も蓋もない結論を言ってしまえば、このような彼氏や家族の存在を自院がど

JCOPY 498-04862

うこうすることはできません。

しかし定期的に「ご主人はうちの仕事を理解してくれていますか?」「うちは自己成長を促す職場だから、休日にセミナーに参加することもあるけど、彼氏はそれについて何て言ってる?」などと、状況把握に努めることは大切です。ちなみに私は2カ月に一度、スタッフと個人面談を実施していますが「ご主人はお仕事へのご理解はありますか?」と毎回聞いています。

もしそのような質問をした際に、スタッフの表情が曇ったら要注意のサインと言えます。私にもかつて似たような経験があり、結果、その時はどうしようもありませんでしたが、該当スタッフのご主人宛に手紙を書いたことがあります。

「そこまでしなくてはいけないのか」と思うかも知れません。しかし、繰り返しになりますが、人口減少、保険点数減少、競合のクリニックが増える、超採用難時代など、様々な環境の中で開業(起業)するということは「覚悟」が必要です。周囲が「そこまでするのか?」ということを、涼しい顔でやり切るその覚悟が、長年に渡って自院を発展させるためには必要なのです。

家族などの理解を得るために

あと、私が具体的に実践していることは、弊社は11月15日が創業記念日なのですが、その日にご家族への感謝の手紙（次ページ）と粗品を同封したものをスタッフに渡しています。それに対し、直接ご主人からお礼を言われたり、それを実施することで明確に離職率が下がったということはありませんが、おそらく「パートスタッフである妻に、ここまでしてくれるのか。聞いたことない名前の会社だけど、人材を大事にしようとする姿勢はあるのかな」と思ってもらえているのではないかと思います。

もちろんこの行動は、何か見返りを期待しているわけではありませんが、弊社のスタッフにとってもパートナーの存在が非常に大きいのは、クリニックの勤務スタッフと同じですので、何らかの効果があるのなら嬉しく思います。

医経統合実践会
www.ikeitougou.jp

アンリミテッド　株式会社　URL:www.ikeitougou.jp　E-mail:info@ikeitougou.jp
〒221-0834　神奈川県横浜市神奈川区台町１１－４リブゼ横浜ステーションスクエア５０５　TEL:045-548-4106　FAX:045-548-4107

●● ●● 様のご家族様へ

〒221-0834
神奈川県横浜市神奈川区台町１１－４
リブゼ横浜ステーションスクエア 505
アンリミテッド株式会社
代表取締役　根本　和馬

この度、２０１７年１１月１５日を持ちまして、弊社は創業６周年を迎える事が出来ました。これも●●様のお力添えと、ご家族様のご理解があっての事です。心より感謝申し上げます。ささやかではありますが、お礼をお贈り致します。よろしければお使い下さい。

２０１８年、弊社は年間のテーマを「５Ｓを極める！」に設定しました。

創業６周年となりますと、社内にはあらゆる資料、備品が溢れると同時に、おかげさまでお客様も私の想像以上に増えておりますので、保管するデータ量も膨大になってきました。

これから１０年、２０年と会社が発展し続けるためには、ただため込むのではなく、より活かすものと、そうでないものを判別していくことが大切だと考えました。

ちなみに「５Ｓ」とは「整理・整頓・清潔・清掃・躾」であり、恥ずかしながらこの「整理整頓」は私の苦手分野でもあります。

これまでは「苦手なことは、得意な人にサポートしてもらおう」という姿勢でしたが、「人生１００年時代」を考えますと、まだ私の人生は半分以上残っていますので、苦手分野に敢えて向き合うことが大切だと考え、このテーマにしました。

早速関連書籍を読み始めていますが、どんな世界も突き詰めると奥深いですね。この学びを●●様はじめ、弊社メンバーと共有しながら、社内全体の５Ｓを極めていきます。

私がこのように前向き、意欲的に会社経営に取り組めますのも、●●様のような素晴らしい「人財」との出会いがあってこそです。本当にありがとうございます。

この出会いに心より感謝をお伝えしつつ、創業６周年のご挨拶と代えさせて頂きます。
今後共、どうぞよろしくお願い致します。

スタッフの家族へ感謝の手紙を送る

ちなみにこの手紙では「弊社の来年のテーマ」を記載しています。おそらくこの手紙はスタッフ自身も読んでいますので、ここに来年のテーマを書くのは、「来年のテーマは○○か。頑張ろう！」と思ってもらいたいという気持ちと、配偶者の方に「来年は○○がテーマのようだから、頑張ってね」とスタッフを労って頂けたらという、淡い期待もあります。

あと、これは私自身が実施していませんので、偉そうなことは言えませんが、スタッフのご主人の誕生日にお祝いを贈ったり、飲みに行ったりする先生もいます。

できること、できないことがあり、また、それをやったら、効果が期待できる取り組みではありませんが、前述したようにパートナーが自院に対してどのような印象を持っているかによって、スタッフのモチベーションは大きく変わりますので、定期的に気に掛けるようにして下さい。

JCOPY 498-04862

インタビュー ● スタッフに聞く

感謝と思いやりの言葉が「働きたい!」クリニックをつくる

北原　瞳 さん
ふくおか耳鼻咽喉科（愛知県東海市）

妊娠を機に正社員からパートに

根本――これまでパートスタッフ中心のクリニックの院長先生にお話を伺ってきましたが、

スタッフの方にもお話を伺いたいと思います。そう考えた時に、これはもう北原さんしかいらっしゃらないと思いました。

北原——ありがとうございます。

根本——まずは、ふくおか耳鼻咽喉科さんに入社されたきっかけを教えていただけますか。

北原——子どもが生まれてから病院やクリニックを受診する機会が増え、受付や医療事務のお仕事を目にすることも増えました。それで自分もこういう仕事をやってみたいという気持ちになり、資料を取り寄せて資格を取りました。そうして子育てが一段落した頃、当院の求人をハローワークで見つけて応募したのがきっかけです。

根本——勤務されて何年目になりますか。

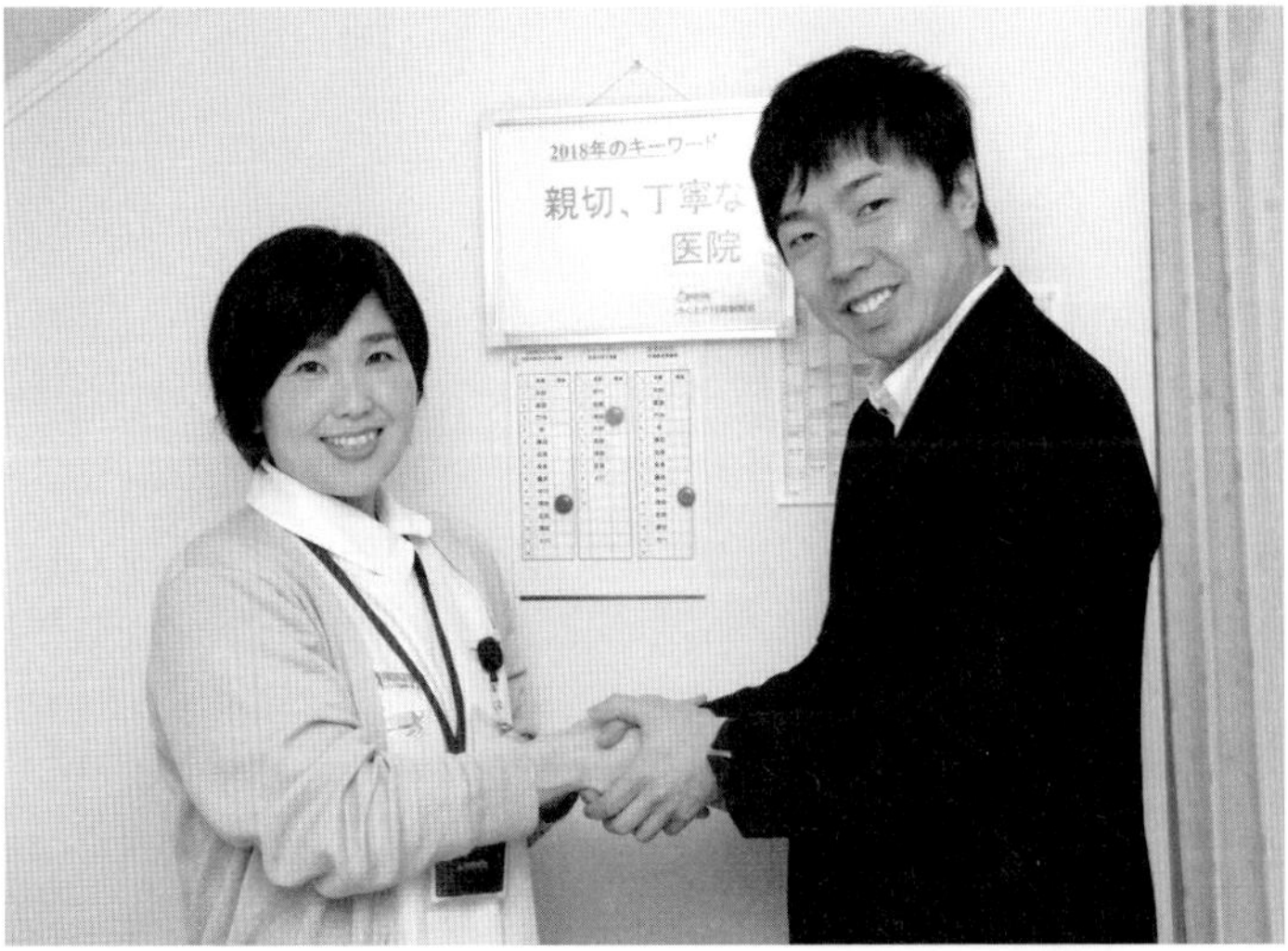

北原――まもなく10年目になります。

根本――長いですね。最初は正社員として入られたのですよね。

北原――はい、正社員です。

根本――正社員として入られて、どのくらい働かれてからパートになられたのですか。

北原――正社員として3年半ほど働き、妊娠をきっかけにその後はパートとして勤務しています。

根本――なるほど。2~3年ぐらいで辞めてしまうスタッフさんも多い中で、長くお仕事を続けられている理由は何だと思いますか。

北原――院長やスタッフが、私の環境が変わったことに理解をして下さったことと、大変な時や繁忙期でもスタッフ同士で励まし合ったり相談できる環境だったということが大きいですね。

根本――自分の想いをなかなか院長先生には伝えづらい場合もありますからね。

北原――そのような時に、長く勤めているスタッフ同士で話せるのは大きかったですね。自分とは異なる考えや意見も聞けますし。

根本――なるほど。院長先生のお話が少し出ましたが、北原さんからご覧になって院長先生はどのような方ですか。

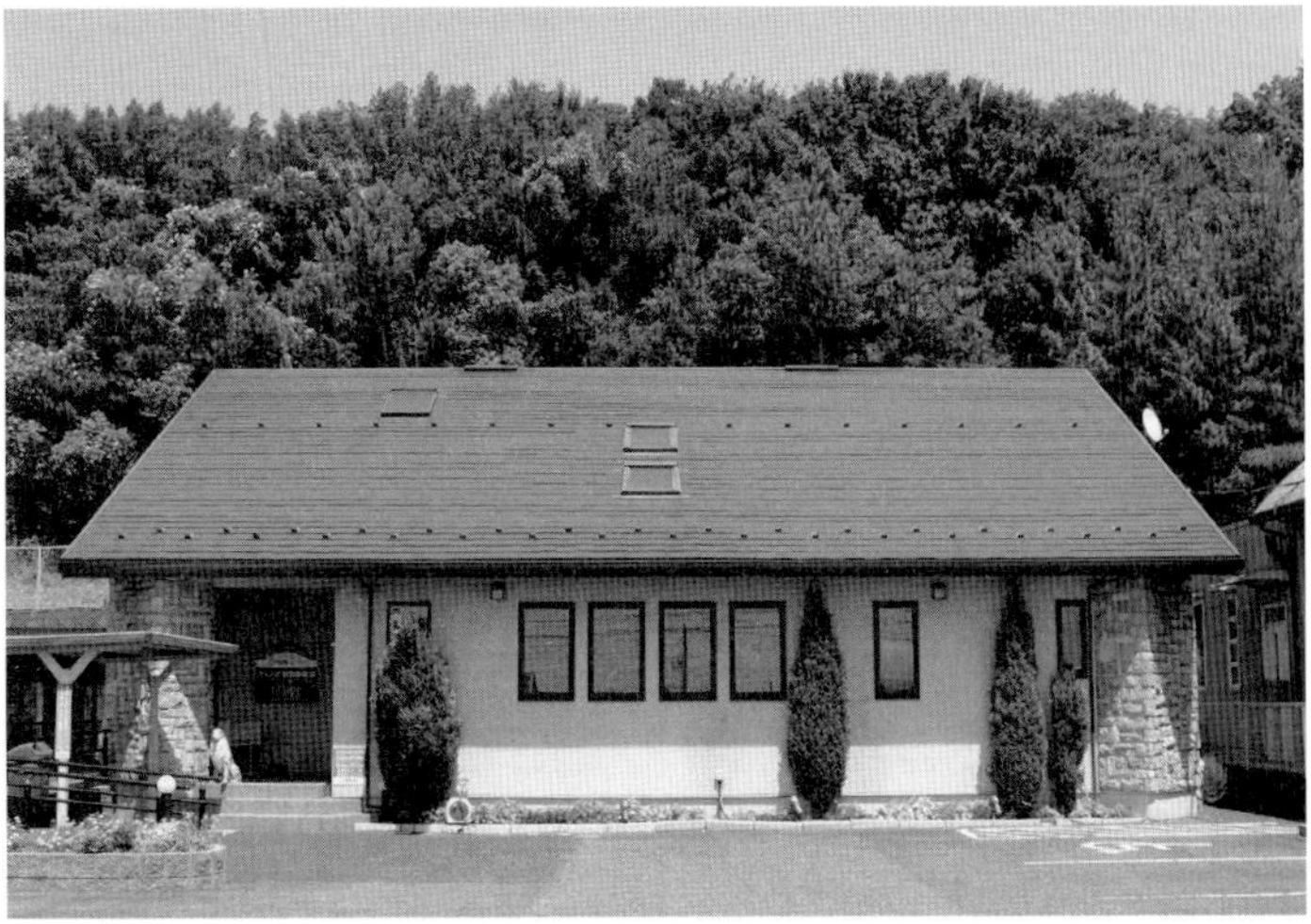

▲ふくおか耳鼻咽喉科の外観。

北原——常に向上心が高く、懐の深い方だと思います。給与明細をいただく際に院長からのメッセージカードが付いてくることがあるのですが、その時に「頑張りましょう」とか、「○○のようにして下さってありがとうございます」のような言葉を添えて下さいます。自分にとって励みになりますし、見て下さっているのだなというモチベーションにつながりますね。

根本——うーん、自分はそういうことができていないから耳が痛いな。

北原——（笑）

根本——エネルギッシュで、様々なことにチャレンジされる先生ですよね。

北原——そうですね。中待合室にコンシェルジュを配置したり、他にも今までになか

JCOPY 498-04862

った取り組みをされています。新しい取り組みには戸惑いが伴うこともありましたが、今になってみると時間短縮になったり、結果的にプラスになっています。金銭的な面でも、高額なレジや自動釣り銭機などを購入して頂いたことで間違いがなくなり、仕事が減って助かっています。ありがたいです。

このクリニックでまた働きたかった

根本――結婚、妊娠、出産を契機に辞める女性スタッフがわりと多い中、北原さんは復帰されました。それはとても素晴らしいことだと思いますが、どうして退職せずに復帰することができたのでしょうか。

北原――ふくおか耳鼻咽喉科で働いている自分が好きだったからです。小さい子どもを抱えながらの仕事復帰はやはり不安を感じましたが、当院のスタッフとともに仕事をしたいという気持ちの方が強かったです。以前のようには働けないという意味では申し訳なく思いましたが、スタッフのみんなと働くことが自分の中ではとても貴重な時間だったので、復帰を選んで正解だったと思っています。

根本――なるほど。一度お休みされてからどのくらいで復帰できたのですか。

北原――体調がよくなってきた産後3~4カ月くらいから、レセプトを点検するためにたまに来ますね、といった感じで復帰しました。あとはスタッフがこの日は足りないという時、「インフルエンザでお休みのスタッフがいるのでちょっと出てもらえますか」といった連絡がきたら入るという感じでした。

根本――正社員で働いていたころと、パートスタッフで働いている現在では、状況が異なると思いますが、パートスタッフとして働く中で新たに生まれた悩みや不安などはありましたか。

北原――パートという立場から業務中に感じたことを、どのように正社員に伝えれば気持ちよく聞いてもらえるか、といったことで悩むことはあります。そのような時は、リーダーに相談して上手く伝わる方法を探ります。

それから、仕事のない日もあるので、自分の仕事内容のやり残しでほかのスタッフに迷惑をかけることがないように気をつけています。出勤する前日に「ToDoリスト」を作ってポケットに入れて、今日はこれをきっちりこなす、というのを把握するようにしています。

根本――現在の勤務は基本的に平日の午前だけですか。

 JCOPY 498-04862

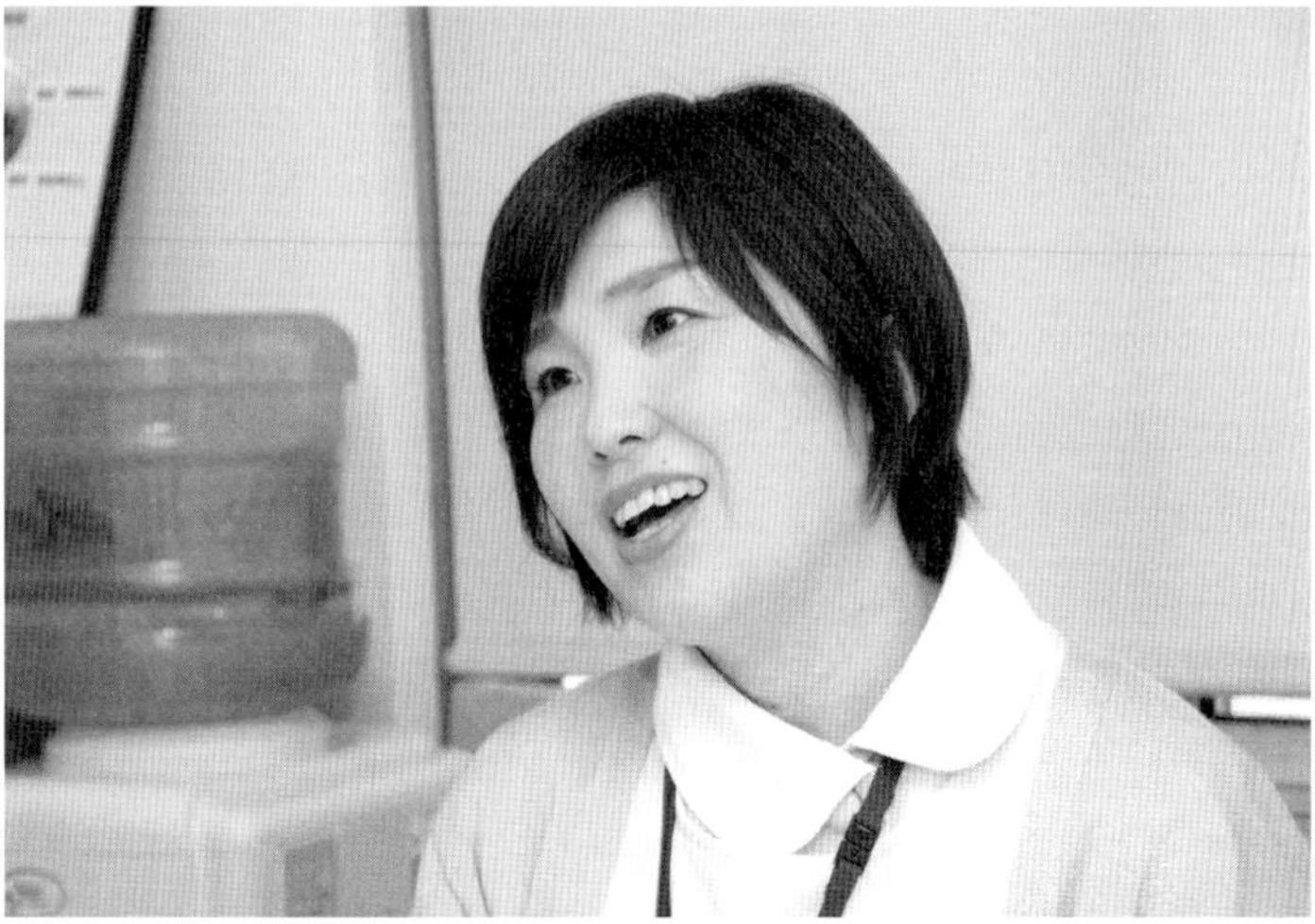

▲ふくおか耳鼻咽喉科　北原　瞳さん。

北原――たまに土曜日に出勤することもあります。基本的には子どもが保育園に行っている間が働ける時間になります。

根本――なるほど、わかりました。

パートスタッフが考えていること

根本――本書はパートスタッフの多いクリニックの院長先生が読まれることを想定して書かれている本です。そういった方々に向けて「パートスタッフはこのようなことを考えている」「パートスタッフにはこのようなことを心がけてくれると嬉しい」といったメッセージはありますか。

北原――私たちパートスタッフは院長と毎日顔を合わせるわけではありませんが、その時間内で最大限に頑張ろうと思って働いていますので、院長にお会いした時に感謝の言葉を頂けたり、仕事を認めてもらえたりすると、モチベーションが上がりますね。

根本――コミュニケーションを取る時間もなかなか少ない中で、感謝の言葉を頂けたり、気にかけてくれていることが伝わると嬉しいですよね。

北原――当院の院長は「ありがとうございます」という言葉をよく使って下さいます。そういった言葉を頂けると嬉しいですね。

根本――耳が痛いです（笑）。

北原――（笑）

根本――それでは、他のスタッフに心がけてほしいことは何かありますか。

北原――当院ではスタッフ同士の感謝の言葉が常に飛び交っていて、何かやるごとに「ありがとうございます」「いえ、こちらこそ」というような状態です。繁忙期は殺伐としやすいですし、忙しいと無口になったり表情が固くなりがちです。そのような時でも、当院は「ありがとう」という言葉を常に口にしています。「ありがとう」を自分で口にしたり耳にしたりすることが、お互いの思いやりの行動や表情にもつながっていきますよね。

JCOPY 498-04862

根本——他のクリニックではそういったことができているとは限りませんからね。

北原——でも、それはおそらく患者さんにも伝わってしまいますよね。

根本——伝わりますね。北原さんもお子さんを連れていろいろなクリニックを受診されるとのことでしたが、「ああ、この病院はあまり雰囲気がよくないな」と感じることもありますか。

北原——あります。私は保険証の受け渡しの時から感じてしまいます。片手で取られたり、片手で渡されたりとか。何かを渡す際に、患者さんが座っている位置によっては出づらい場所もありますよね。そのような時、当院では患者さんのところまで持っていきます。でも、そういうことを絶対にしないクリニックもあります。たとえ先生がすごくよい方でも、受付の印象が悪いと、そこには行きづらくなってしまったりということも。

根本——そういうこともありますか。

北原——ありますね。とてももったいないことだと思います。

根本——そういう医院さんのスタッフの方が、このインタビューを読んで下さるとうれしいですね。

北原——そうですね。

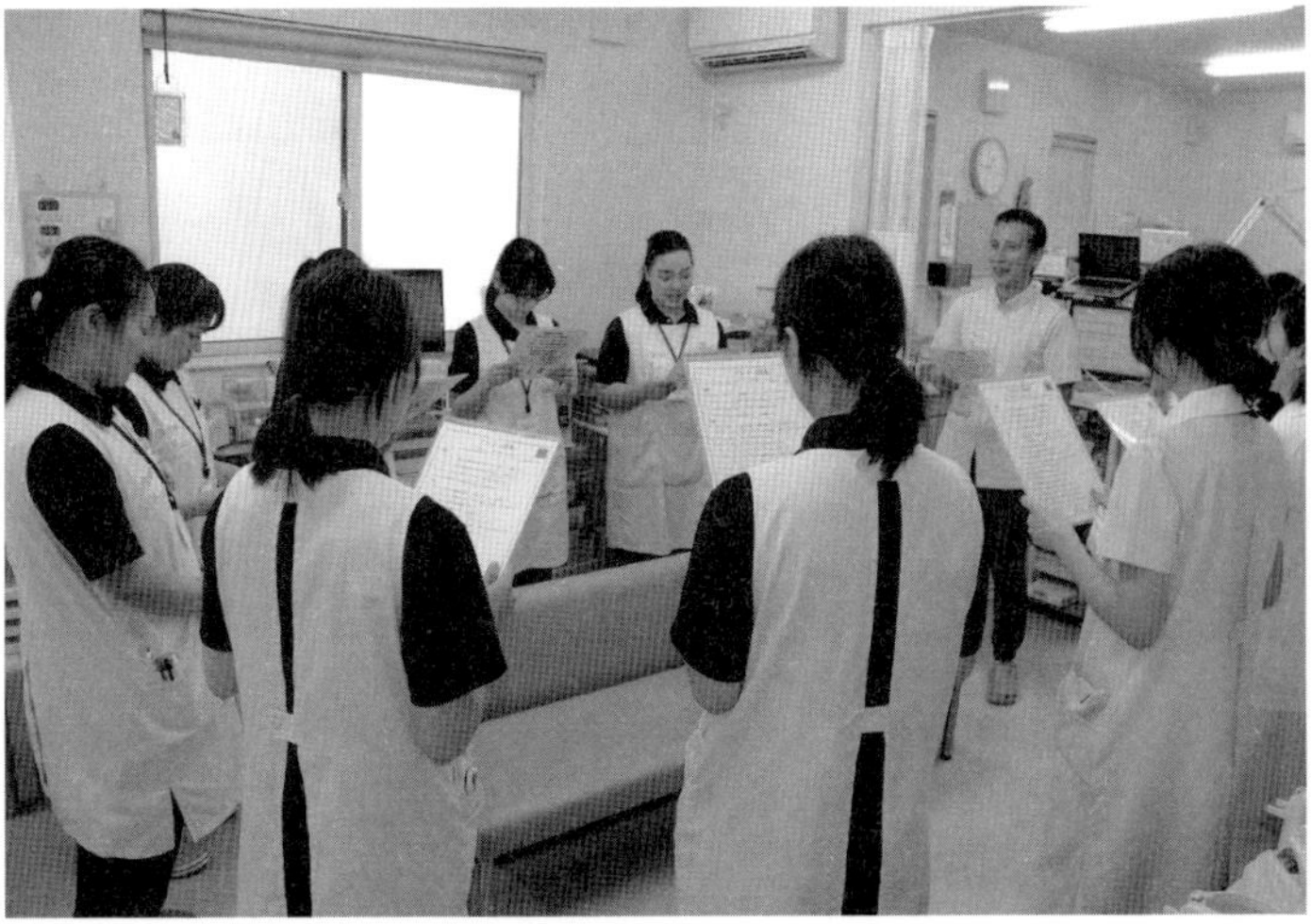

家族の理解と協力

根本――それから、パートスタッフは家事・育児をしながらのお仕事ということになるのでご主人のご協力もとても大事だと思います。ご主人のご協力や、仕事への理解を示してもらうために、北原さんが心がけていることは何かありますか。

北原――あります。全ては準備です。

根本――準備ですか。

北原――夫も同じように仕事をしている中で、家事・育児を手伝ってもらう必要があるので、前もって保育園の用意をしておくなど、サポートしてもらいやすい体制を作っています。午後診の時には寝かしつけまで全部済んだ後に私が帰ることもあります。そのような時には夫にご飯を作ってもらう必要があるので、具材を切っておくとか、お風呂をすぐに溜められるように洗っておいたり……全て準備です。

根本――なるほど。今はやはり「俺は仕事」「私は家事・育児」ではなくて、お互いにお互いをサポートしあうという認識ですからね。

北原――そうですね。そうすると仕事の悩みなどの相談事もしやすくなりますし、夫がパソコンに詳しければ「これはどういうふうにするの」と訊けたり、そうやっていくと同志のような関係になれるというか、お互いの尊敬にもつながっていくと思います。

根本――男性は仕事、女性は家事育児、という昔ながらの分担では、お互いの抱えているものがわかりませんからね。

北原――そうですね。そういう意味ではお互いの苦労も理解することができるので、常に感謝の言葉を忘れずにいられます。

根本――ご主人はクリニックで働かれることを応援してくれていますか。

北原――はい。帰りが遅くなるかどうか、受付順番がどのくらい入っているかをまめにチェックしてくれていて、帰ったころには夕飯の鍋が温まっていたりとか、お風呂が沸いていたりとか。

根本――すごい。

北原――それから仕事先で耳鼻科に行きたいという人がいると、うちの医院を紹介してくれたり。「うちの奥さんが働いているし、いいところだから行っておいでよ」と勧めてくれているようです。

根本――すばらしいですね。

それから、これからクリニックでお仕事をされる中で、夢や目標などはありますか。

北原――私にしかできない接遇を身につけたいですね。言葉では何でも言えますが、空気感や表情はなかなかついてこない時がありますよね。それが作業になっていると特にそうだと思います。ですので、そういう意味では、「北原さんに会いに来た」と言われるくらいになれたらいいなと思っています。

根本――ありがとうございます。

最後に、パートスタッフの読者の方にお伝えしたいメッセージはありますか。

北原――パートといっても皆さん環境が違いますよね。お子さんのいない方もいらっしゃいますし、年の違う方もいらっしゃいますから。私のような環境だと、家事や育児との両立というのは大変で、朝はものすごくバタバタしながらも、道中で気持ちを切り替えていますが、そのような方はたくさんいらっしゃると思います。

JCOPY 498-04862

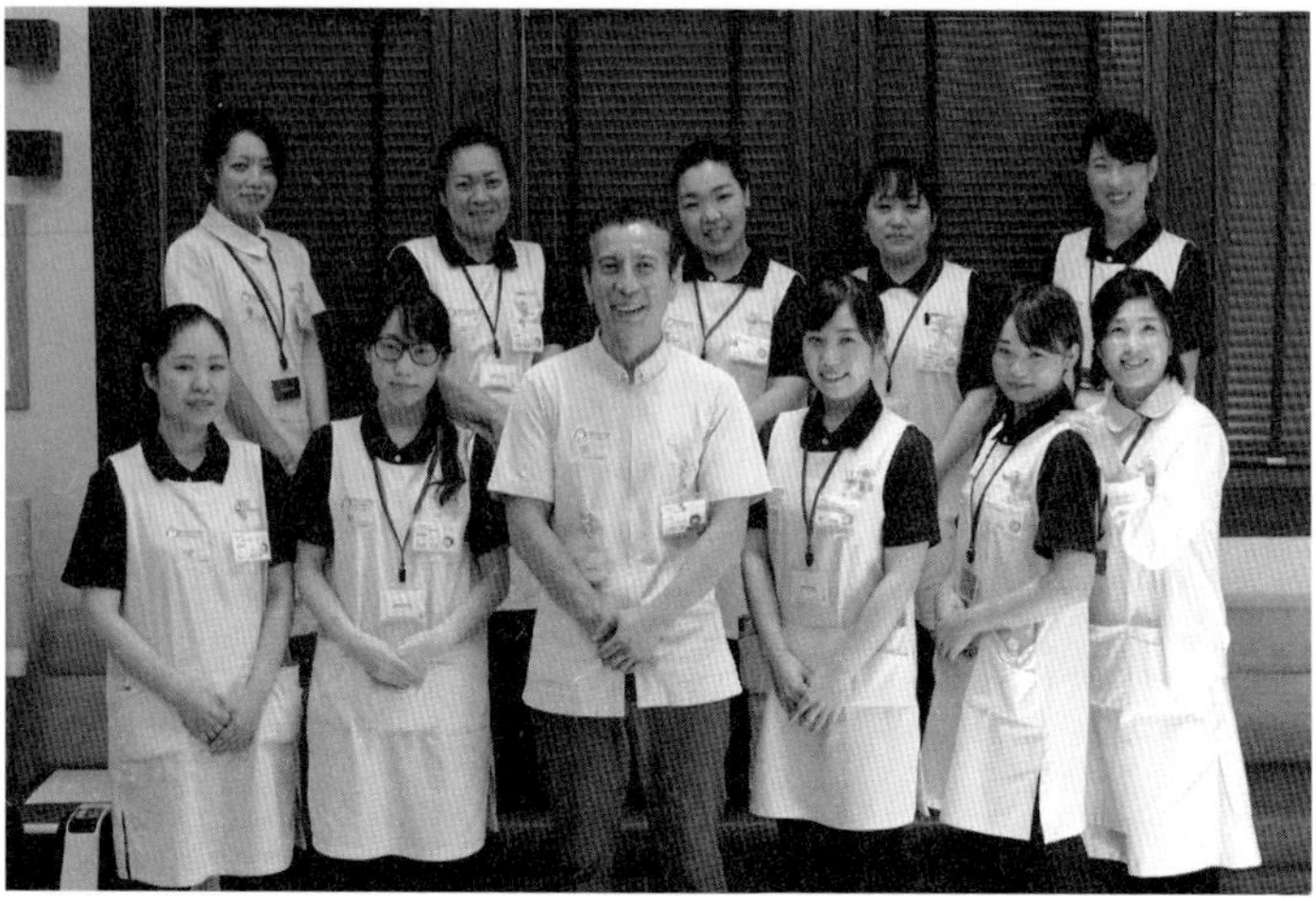
▲福岡　敏院長を囲んで。忙しい中でも、コミュニケーションをいつも大切にしている。

やはり家事・育児とは異なる達成感、仕事を通して初めて得られる達成感というものがあると思います。そういうものを感じられると、より高みを目指すことにもつながると思います。やはり何歳になっても必要とされる人材でいたいなという想いはありますね。

根本――大事なことですよね。ふくおか耳鼻咽喉科で何歳くらいまで働きましょうか。

北原――患者さんを見ていて思うのですが、60歳ぐらいだと皆さんものすごく若いですね。70歳、80歳でもシャンとした方がいらっしゃいますし。

根本――それでは80歳くらいまで、と言っておきますか（笑）。

北原——言っておきましょう（笑）。

根本——ありがとうございます。実際にパートスタッフとして働かれている方のリアルな声をお聞きすることができました。

北原——正直なところを言わせて頂きました（笑）。本を読めるのを私も楽しみにしています。

JCOPY 498-04862

12 正社員雇用制度を構築しよう

これまで繰り返し書いてきたように、多くのパートスタッフは、家事、育児、家族の介護などを理由に正社員ではなくパートタイムという就労形態を選択していますが、子供の成長や離婚、介護をしていた家族が施設に入ったり、亡くなったりなど、状況が変わることで、働ける時間が長くなる場合があります。

前述した採用システムを構築し、ある程度クリニックに長く働いていることが前提ですが、該当スタッフがパートスタッフから正社員になることを希望することはとてもよいことですし、可能な限り受け入れてあげてほしいと思います。

今後の日本において人口減少を食い止めることは、よほどのことがないと難しいですし、それは同時にただでさえ難しい「採用」がどんどん難しくなるということを意味します。

これまでは10万円の広告費で20～30人の応募があったのが、20万円の費用を掛けても応募者ゼロ。ゼロでなかったとしても、箸にも棒にも掛からない人からの応募だけ、などということが当然のように起こる時代です。

そんな中で、クリニックの方針を理解したり、必要な知識や技術を習得している人材が長く働きたいと言ってくれることは、経営者としての心情的な喜びはもちろん、求人広告や新人教育に掛かるコストが不要になるという意味でも、非常に大きなメリットなのです。

しかし、誰でも彼でも正社員にしてよいわけではありませんので、以下にパートスタッフを正社員として雇用する上での注意点を記載します。

ある程度の期間、自院で働いてもらう

極端に言えば、パートスタッフで雇用した3日目に該当スタッフから「離婚する（理由

は何でもよいですが）ことになったので、うちで正社員として働きたいです」と打診されても、それはすぐに受け入れない方がよいです。

通常、正社員として雇用した人材にも「試用期間」があり、それは新人スタッフ側、クリニック側双方に「ここで長く働いて（働いてもらって）大丈夫だろうか？」を判断するとても大切な期間です。

パートから正社員として雇用し直す場合もその例外ではなく、ある程度、自院で勤務することを求めた方がよいです。

正社員雇用の条件（技術、マインド両方）を明確にする

パートスタッフ中心のクリニックにおいて、ある人材を正社員にすることで起こり得ること、それは「〇〇さん（正社員に雇用したスタッフ）は、こんなに仕事ができないのに、なぜ正社員なのか？」という声が、パートスタッフから挙がることです。こうなると該当

スタッフは次第に居場所がなくなり、せっかく正社員として雇用したのに、すぐ退職してしまうという事態を招く可能性がありますので注意が必要です。

このような悲劇を防ぐために必要なのは「このような技術を習得できたら正社員にするという業務リストが明確になっている」ということです。

もちろんそれをただ提示するだけでなく、その業務ができているかどうかの評価も必要です。既に評価を任せることができるスタッフがいる場合にはそのスタッフが、現在は全員パートスタッフで評価できるスタッフがいないという場合には院長自身が評価して下さい。

なお、本書の中でインタビューに協力して下さった秦淳也先生が院長をされている、湘南台はた眼科様では業務習得レベルを3段階に設定しており、ひとつのステージをクリアする毎に、次ページの写真のように星を名札につけています。

この評価を受けているスタッフの方々が正社員になりたいかどうかは別にして、この名

JCOPY 498-04862

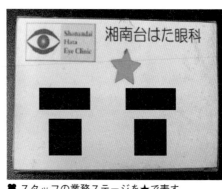

✤ スタッフの業務ステージを★で表す

札にあるように「ここまでできるようになったら星がつく」という明確な基準ができたことで「この業務ができるようになったら星がつくから頑張ろう」という気持ちになりやすくなったのは間違いありません。

湘南台はた眼科様のように「ここからここまでの業務ができるようになったら星をひとつ与えられ、星が合計3つになったら正社員雇用の適用となる」という明確な指標があれば、前述した「これだけの仕事しかできないのに何で⁉」のように他スタッフから不信感を持たれることは防げます。

ここまでが「業務に関する技術」についてですが、「正社員雇用の条件（マインド）」については、例えば「うちのクリニックで正社員として働くためには、このセミナーに参加してもらう」などのことを指します。ちなみに私のクライアントの多くが自院で正社員と

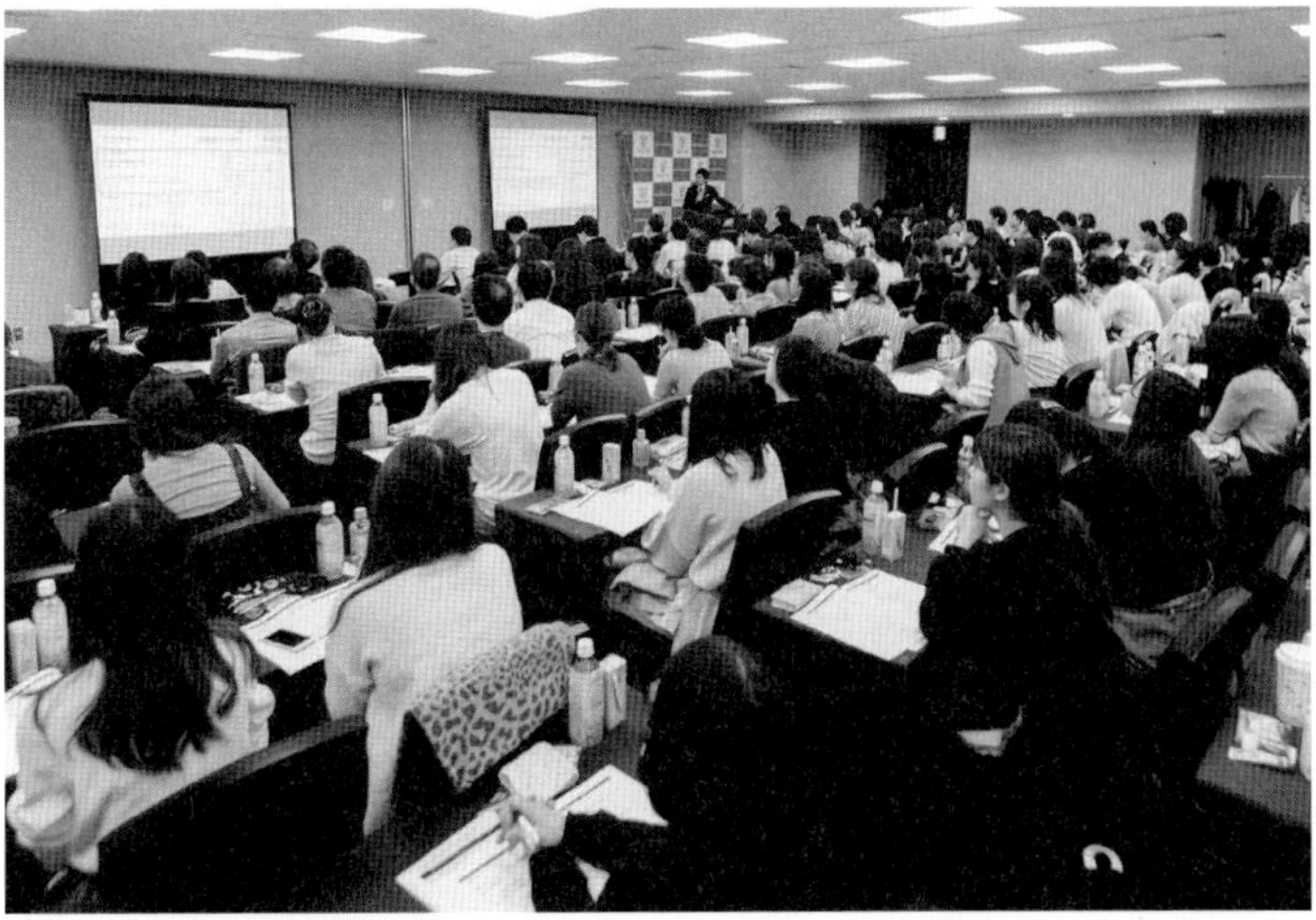

セミナーや研修に参加して学ぼう

して働く条件として、医経統合実践会のメインセミナー「医経統合実践塾」への参加を提示しています。

上の写真は2018年開催の医経統合実践塾の様子ですが、150名を超える院長先生、スタッフ様が参加されています。

正社員とパートスタッフではかかる人件費が大きく異なりますので、より費用がかかる正社員という立場の人材には、より価値を生み出してもらう必要があります。

そのためにはセミナーや研修などへの

参加が必須ですが、これらの勉強会の多くは日曜日、つまり休診日に開催しているため、「○○さんは正社員になったんですから参加して下さいね」と突然参加を促すと、嫌悪感を持たれる可能性が高いですので、パートから正社員に雇用し直す話し合いの時点で「当院で正社員として働くためには、このセミナーへの参加が必須ですが、大丈夫ですか?」と事前に確認することが大切です。

正社員雇用の条件（給与、労働時間、休暇）を明確にする

これまで繰り返し書いてきたように、スタッフにとって「給与はいくらか?」「労働時間は何時から何時までか?」「残業はいつから発生するのか?」「残業代の計算式はどのようなものか?」「休憩時間は何時から何時までか?」「有給は1年間で何日取れるのか?」などは非常に重要ですので、パートスタッフから正社員に雇用し直す上で、これらの条件をしっかり明確にして下さい。

なお、可能であれば正社員の雇用条件を提示する上では、顧問税理士（会計士、社会保

険労務士）に同席してもらったり、直接説明してもらう方が望ましいです。

経営者はスタッフの想像している以上に、スタッフからお金や休みのことをあれこれ言われたくないものですし、スタッフは経営者の想像している以上に、経営者にお金や休みのことを言いづらいものですので、この話題には第三者が入ってもらうのが望ましいです。

事実、弊社の場合もパートスタッフから正社員に雇用した人材がいますが、雇用し直す3カ月前くらいから税理士事務所の方に雇用条件について相談したり、雇用契約に関する書類を作ってもらったり、弊社スタッフに雇用条件について説明してもらったりと、いろいろな形でサポートしてもらいました。

税理士、会計士、社労士、いずれにしても、ある程度しっかりした事務所の担当者の方でしたら、引き受けてくれると思いますので、ぜひ相談してみて下さい。

13 スタッフが辞意を伝えてきたら…

これは私も起業してから実感したことですが、おそらく経営者がスタッフから言われたくない言葉のベスト3に入るのが「辞めます」です。

しかし残念ながら、働く場所を決めるのはスタッフ側であり、経営者がどれだけ「できるだけ長く一緒に働きましょう！」と熱く語ったところで、多くのスタッフは様々な理由で辞めていきます。

特に本書はパートスタッフを主題にしていますので、パートスタッフは正社員スタッフよりも、退職しやすいのが事実です。

しかし、本書で何度か触れているように、しばらくの間は人材不足時代が続く中で、既存スタッフの退職後、新たに採用、教育活動をすることは、時間的、費用的に大きな損失です。防げる退職なら防いだ方がよいです。

本書の最後のテーマとして「スタッフから辞意を伝えてきた際に、どのようなことを注意すればよいか？」について、以下に記します。

まずはスタッフの話をじっくり聴く

私も何度か経験がありますが「ちょっとお話いいですか…」とスタッフから言われると、気持ちが激しく乱れると思います。その気持ちは痛いくらいにわかりますが、怒りや悲しみをそのまま該当スタッフにぶつけてしまうと、ディズニーランドのスプラッシュマウンテンばりにモチベーションが下がり、退職に向かってスピードが加速されるので、スタッフからそのような打診があった場合には、時間や日にちを空け、改めて話し合いの場を設けた方がよいです。

ただし、例えば「今日は忙しいので、また時間ができたら」などと曖昧にせず、面談する日時を明確に決め、その約束はしっかり守ることが大切です。院長にとってはとてもストレスが掛かる面接ですが、のらりくらりとかわし続けると、次第に該当スタッフのマイナスの感情が増幅され「先生は、肝心な時に逃げる！」と、他のスタッフにその感情を広める可能性があります。くれぐれも気を付けて下さい。

次に面談の際に意識することですが、まずは「とにかく聴く」を心掛けて下さい。おそらくそこでは辞めたい気持ちになった理由や背景をいろいろ話してくるでしょうし、院長として「それはどうなの？」という内容もあるかも知れませんが、そこはグッとこらえて、ひたすら聴くことを心掛けて下さい。前述した「個人面談を実施しよう」でも書きましたが、内容のいかんに関わらず「先生が私の話を聴いてくれた」とスタッフが感じることが面談で最も得たい結果であることは、通常の定期面談でも、退職に関する面談でも同じです。

防げる退職、防げない退職

「なぜ退職したいのか？」、ここを聴き出すことがとても大切なのですが、理由いかんによっては退職を止められる場合もあります。もちろん全てが防げるわけではありませんが、私のこれまでの経験上では、以下のような理由がそれに該当します。

「全然技術や知識が足りなくて、この先もやっていけるか不安」

この場合はじっくり話を聴いた上で「誰もが急に成長するわけではなく、できない、わからないからスタートする。○○さんは自身の知識や技術に不安を持っているかも知れないけど、△△な点（できるだけ具体的なエピソードである方が望ましいです）もあるから、諦めずに続ければ、半年後には今のような不安は減っていると思うよ」と、院長から見たそのスタッフのよい点や評価している点、諦めずにあとちょっと頑張れば、今の不安は減っていると思うということを伝えることで、折れかけた心が回復する可能性があります。

「この業務が苦手」

例えば「ずっと立ちっぱなしだと腰が痛くなって仕事にならない」「どうしても血が苦手で、医師（歯科医師）の診療業務の介助に付くのがどうしても難しい」「医療用手袋を

JCOPY 498-04862

ずっと装着していると、手が荒れてきて痒くて仕方なくなる」などの理由がこれに該当しますが、もしその業務さえ控えれば続けていけるのでしたら、その可能性を探るのも一案です。しかし他のスタッフから「何で○○さんは、この業務をやらないんですか?」と疑問を持たれる可能性がありますので、しっかり説明し、理解を得る必要があります。

「家事・育児との両立が大変」「年齢を重ねてきて気力や体力が不安」

この場合には、現在の勤務日数や勤務時間を見直して「ひとまずこの条件に変えるから、しばらく続けてみて、それでもどうしてもダメだと思ったらまた相談して」と伝えると、その後持ち直すことが期待できます。もちろん、他の理由同様、まずはじっくり話を聴き、共感することが大切です。「思えば、仕事が終わっても気が抜けるわけでなく、その後は子育てという一大事業が待っているわけだから、○○さんの気持ちや身体が休まる機会が少ないんだろうね」と、スタッフの背景を想像してあげることが大切です。

「残業の計算方法が不明確」「有給が全く使えない」

これは私もスタッフ数名の会社の経営者ですから、クリニックの院長の気持ちがよくわかります。一般的にテレビやインターネットのようなメディアで流れる「企業のあり方」

というのは、誰もが名前を知っている企業や、従業員が100人以上いるような場合がほとんどで、従業員数が10人に満たない場合や、20人程度のいわゆる「零細企業」では、一般的な「企業」の考え方では運営していけない部分も多々あります。

ただし、だからと言って「うちは零細企業なんだから仕方ないだろう」と開き直ってしまうと、スタッフ側は「何でちゃんと雇用条件を整えてくれないんだ」と、かえって権利を主張する可能性があります。

「人間関係は鏡である」とはよく言ったもので、院長（経営者）側に沿い過ぎた雇用条件にしてしまうと、スタッフ側は「これはおかしいんじゃないか」という、スタッフ側の権利を強く主張するようになり、逆に「クリニックは零細企業だから、何でもかんでも一般企業のようにできるわけじゃないけど、スタッフにとって休みやお金も大切なのはよくわかるので、ここまで整備しました」という姿勢で向き合うと「ただでさえ先生は診療だけでも大変なのに、ここまで考えて下さってありがとうございます」となりやすいものです。

JCOPY 498-04862

逆に防ぎにくかったり、防がない方がよい退職理由としては、

「先生の目指すクリニックについていけない」

「クリニックが変わる」とは、つまり「まず院長が変わり、次第にスタッフが変わっていく」ということを指しますが、どうしてもその変化についていけないスタッフがいます。例えば「当院に応募する側から考えると、当院のホームページに『スタッフ紹介』というページを作って、スタッフの顔写真や簡単なプロフィールを載せたい」という方針を打ち出した際「顔が載るのは嫌だ」「名前が載ると検索されそうで抵抗がある」という感じで、受け入れないような場合です。

または、これは決して多くはありませんが、スタッフが臨床に関するセミナーに参加した後、院長の診療内容を見て「何で患者さんにこういう診療をしないのか」とか「うちの滅菌や消毒レベルはどうかと思う」など、疑問を持った場合も同様です。

このような退職の場合には、むしろクリニックがよくなる変化に伴う退職ですから、「○○さんの気持ちはわかった。でも私は今後、こういうクリニックを創っていきたいの

で、その気持ちや姿勢は変わらない。クリニックがよりよくなるために、様々なリスクも抱えている。もし○○さんが今後の方針に沿えないというなら、残念だけど仕方ないですね」と、無理に引き留めず、受け入れた方がよいです。

退職が決まった後に大切なこと

面談の結果、残念ながらスタッフの退職の意向は変わらず、退職が決まってしまった場合に最も大切なのは「院長の、退職が決まったスタッフへの接し方が豹変しない」ということです。これは退職していくスタッフというより、これからも継続して働いてくれるスタッフへの印象を悪くしないためです。

本書で何度か書いていますが、常勤、パートに関わらず、多くのスタッフが退職や休職していきます。今回は自分が辞めなかっただけで、退職スタッフの姿は、残るスタッフにとって、今後いつか来るであろう未来の自分の姿なのです。

退職スタッフに対して、急に冷たくなったり、これまで怒らなかったことで怒るようになると「院長は○○さんが辞めることが決まった途端態度が変わった。私も辞めることが決まると、こんな態度になるんだ。クリニックの規定では辞意を伝えてから辞めるまでに3カ月の期間が必要だけど、院長にこんな態度を取られるなら、できるだけ早く辞められる方法を考えよう」という気持ちにさせる可能性が高まります。

繰り返しになりますが、院長だって聖人君子ではありません。これからも頑張ってくれるスタッフと、退職時期が決まったスタッフとに、全く同じように大事に接するということがいかに困難なのかは、私自身も経験上わかっていますが、その上でくれぐれもこれまでに書いたことを意識して頂きたいと思います。

本書をお読みのクリニックのスタッフ様へ

私は13年間（2018年現在）のクリニック経営コンサルタントの経験から「クリニック経営は、スタッフを巻き込まないと上手くいかない」という信念を持っています。私が主宰する医経統合実践会が「スタッフをクリニック経営に巻き込むコンサルティング、セミナー、商品のご提供」をモットーにしているのは、そのような理由からです。

そして本書を手に取って下さった院長は、大なり小なり医経統合実践会のコンセプトに理解や共感して下さっていると考えられ、もしかしたら本書をスタッフ様に贈呈することを予想して、以下に「本書をお読みのスタッフ様へ、退職に関して伝えたいこと」と題し、書きたいと思います。

実は本章「スタッフが辞意を伝えてきたら…」で最も伝えたいのは、この「本書をお読みのクリニックのスタッフ様へ」なのです。これからとても大切なことを伝えますので、しっかり読んで頂きたいと思います。

本書を院長先生が読み、あなたに「この本を読んでおいて下さい」と渡されたとしたら、あなたは院長先生からとても期待されているスタッフ様です。「○○さん（あなたのお名前が入ります）と一緒にうちのクリニックをよくしていきたい！」という強い思いがあるからこそ、院長先生は本書をあなたに手渡したのです。

あなたが働くクリニックの院長先生がどういう方か、私はわかりませんが、本書をあなたに手渡されたという行動があったということで「このクリニックの院長先生は、スタッフの方々を大切に思い、一緒にクリニックをよくしていきたいとお考えなのだな」という想像は容易につきます。本書をここまで読まれた意識の高いあなたには、まずこのことをしっかり胸に留めて頂きたいと思います。

さて、あなたが今どのような気持ちで仕事をされているか、私は想像できませんが、あなたに私からお願いがあります。それは「辞める」と院長先生に告げるのは、最後の最後の最後（何回も繰り返したいです）の選択肢であって下さい。

スタッフから辞めたいと告げられた院長先生の気持ち、それは私も2018年現在、会社を7年間経営していますからわかりますが、あなたがご家族やとても大切にしている恋人や友人から、突然「家を出ていく」「別れたい」「あなたとは、もう会いたくない」と言われるのと同じくらいショックなことです。

他人に弱みを見せるのが苦手な私なので、これは書くのを躊躇しましたが、あなたに心からこのメッセージを伝えたいと思いましたので、包み隠さず書くことにします。私もこれまで数回、ある日突然「ご相談」とか「話があります」などという件名で「今度会社に来られた時にご相談したいことがあります」というメールを、自社のスタッフから受け取ったことがあります。

そのメールを読んだ瞬間、頭が真っ白になりました。でもその日のコンサルティングに集中しなければいけませんから、無理に気持ちを切り替え、コンサルを終えたその日の夜、全く眠れなかったり、「何で辞める（正確にはこのメールで『辞める』と言われているわけではないのですが、その内容で何となく想像はつくのです）んだ！」と悔し涙を流したりすることがありました。

人生は山あり谷ありです。あなたの人生にもこれまで大切な人との別れがあったことと思います。その時、とても辛くありませんでしたか？　しばらく泣いたり、落ち込んだりという日々ではありませんでしたか？

あなたに辞意を告げられた院長先生は、その時のあなたと全く同じ気持ちなのです。

JCOPY 498-04862

自社を含め、これまで多くのクライアントのスタッフがクリニックを辞めていきました。繰り返しになりますが、辞めるという時点でそれは院長先生にとっては家族を失うくらいの辛さです。しかしその中で快く見送って頂ける「退職」ではなく「卒業」があるとしたら、

- 入社後、最低丸5年は勤務していること（5年経ったら辞めてよいということではありません）
- 退職の理由が「結婚で遠方に住む」など、明るく、かつ、辞めざるを得ないものであること
- 退職が決まってからも、モチベーションを下げず、出勤最終日の最後までプロフェッショナルとして仕事をしていること
- 後任を半年から1年掛けて育てていること

これら全ての条件が揃った時です。どれかひとつでも欠けていたら、心から気持ちよく見送って頂くのは難しいです。願わくば、あなたには今のクリニックで定年退職を迎えてほしいですが、それが叶わないなら、前述した条件を全て揃えるよう努力して下さい。

自身にとって100パーセント理想的な人など存在しないように、理想的な職場など存在しません。誰しも長所だけでなく短所もあるように、職場にもそれはあるのです。

これは決して多くありませんが、かつて私のクライアントのクリニックを退職したスタッフが、その後、別のクリニックで働いたことで「いかに前の職場は恵まれていたのかに気付いた」ということを言っていたと、間接的に耳にしたことがあります。

そうなって気付くことも大切かも知れませんが、院長先生と同じ経営者という立場である私から言わせると「そんなことは辞める前に気付いて下さい」という気持ちです。

「いや、自分は勤務時間も短いパートですから」

こんなパートスタッフの方もいるかも知れませんが、常勤であろうとパートであろうと、雇用されたあなたは、院長先生からしてみたら「大切な家族」です。決して「パートだから、変わりはいくらでもいるだろう」という気持ちで、退職を軽く考えないでほしいです。

また、メールやＬＩＮＥで辞意を伝えるのも決してやってはいけないことです。この行為は前述したように、家族や恋人からメールやＬＩＮＥで離婚や別れを切り出すようなものです。そんなメッセージを受け取ったあなたは「なんで⁉　しかも大事な話なのにＬＩＮＥ⁉　そういう大事なことって、直接伝えるものじゃないの⁉」と、取り乱すのではないでしょうか？

物事にはコインの表裏のようによい面と悪い面があります。メールやＬＩＮＥなど、手軽にメッセージを届けやすくなったということは、人を傷つけやすくなったということでもあるのです。

もし辞めたい気持ちになったら、まずはチーフやリーダースタッフに個別に相談して下さい。間違っても、複数のスタッフを相手に、スタッフルームで辞意をぶちまけるようなことはしないで下さい。言葉は武器になると同時に凶器にもなります。たったひとりのスタッフの「辞める」という言葉が、他のスタッフのモチベーションを下げることもあるのです。

チーフスタッフに相談したあなたは、おそらくそこで引き留められると思います。そこで発せられるチーフの言葉は、心からのメッセージです。「いえ、私はもう決めましたので」「あとは退職時期を決めるだけですから」と頑なにならず、「ここまで自分を必要としてくれているなら、もう少し頑張ってみようかな」と、気持ちを切り替えてくれたら嬉しいです。

ぜひここまで読んで下さったあなたには、院長先生や他のスタッフ様から「○○さんみたいな『人財』は今後現れないかも知れない。本当に卒業して残念です。当院を卒業した後も、幸せな人生を歩んで下さい」と、心から言ってもらえ、涙、涙で見送ってもらえるような人財であってほしいと、強く願っています。

ここまで読んで下さって、本当にありがとうございました。ぜひこれからも院長先生と一緒に、素晴らしいクリニックを創っていって下さい！

おわりに

本書を読むくらい、仕事への意識が高いあなた様のことです。おそらく多くの人から必要とされ、多忙な毎日を過ごしていることと思います。そのような中で本書を最後まで読んで頂いてありがとうございました。

ダイエットに関する本をいくら読んでも痩せないように、また、貯金に関する本をいくら読んでもお金が貯まらないように、本書もただ読んだだけでは、単なる読み物として終わってしまいます。本書からぜひひとつでも多くの実践へと繋げて頂きたいです。

本書を書くにあたって、定期的にコンサルティングにお伺いしているクライアント様、医経統合実践塾をはじめとする弊社セミナーにご参加頂いているクリニック様に、心より感謝申し上げます。本書で紹介している取り組みの多くが、クライアント様と共に実践してきた血と汗と涙の結晶です。

また、前著『なぜあのクリニックは待ち時間があっても満足度が高いのか？　待ち時間対策24の手法』に引き続き、中外医学社の岩松宏典様と上村裕也様には多大なるお力添えを頂きました。

日々の診療だけでもお忙しい中、貴重なお話を聴かせて下さった、上六ツ川内科クリニック様の三島　渉先生、湘南台はた眼科様の秦　淳也先生、ふくおか耳鼻咽喉科様の北原　瞳さん。お三方の単なる綺麗ごとではないリアルな実体験は、多くの院長先生、パートスタッフ様の学びや活力になったことと思います。ありがとうございました。

本書の中でもお伝えしている通り、医経統合実践会は「スタッフをクリニック経営に巻き込む」ということをコンセプトにしておりますので、医経統合実践会のセミナーには多くのスタッフ様が参加されますが、刊行する書籍もそれと同様に「根本が出す本なら全スタッフに読んでもらおう」と、スタッフ様全員分を注文して下さる院長先生も多くいらっしゃいます。

そのような背景もあり「より多くのスタッフ様に、カフェや移動中の電車で安心して本が開けるようにしたい」という思いから、今回の表紙はイラストにしたいと思っておりました。

本書のカバー画を、大著『7つの習慣』(スティーブン・R・コヴィー著/キングベアー出版)をわかりやすく漫画で表現した『まんがでわかる 7つの習慣』(宝島社)のイラストを描かれた小山鹿梨子先生に描いて頂くことができました。小山先生のおかげで、本書がさらにスタッフ様の手に取りやすい作品になりました。小山先生、素敵なイラストをありがとうございました。

また、私を経営コンサルタントとして一から教育して下さった、経営戦略研究所株式会社の岩渕龍正社長にも御礼申し上げます。会社を経営されながら、全くの素人であった私を経営コンサルタントとして育成するのがいかに大変なことだったのか、私自身が起業したからこそ、痛切にわかるようになりました。今の私や弊社があるのは、これまで支えて下さった多くのお客様と岩渕社長のおかげです。これからもご声援頂けましたら幸いです。

そして弊社スタッフ。私が今回自信を持って本書のテーマで執筆できたのは、パートスタッフでありながら大きく成長してきたメンバーを間近で見ることができたからです。相変わらず至らぬ経営者ですが、これからも医療業界の発展のために、皆さんの力を貸してもらえたら嬉しいです。

最後に父と母へ。二人が愛情を持って私を育ててくれたからこそ、今の私があります。本書の中で弊社スタッフとお揃いのポロシャツを着てディズニーランドに行ったと書きましたが、その日のブログを読んだ父から「私たち家族の分のポロシャツもほしい」と弊社に電話があったそうです。そのようにしていつまでも見守ってくれる存在があるからこそ、全力で仕事に打ち込めるのだと改めて思いました。

本書を読んで下さったあなた様と今後、何かしらの機会にお会いできますことを楽しみにしています。一緒に医療業界を盛り上げていきましょう！

アンリミテッド株式会社 代表取締役
医経統合実践会 主宰
根本 和馬

JCOPY 498-04862

[著者紹介]

根本 和馬 ねもと かずま

アンリミテッド株式会社 代表取締役
医経統合実践会 主宰・医経統合コンサルタント

競争の激しい歯科クリニック専門のコンサルティング会社で経験と実績を積んだ後、その先進的な経営ノウハウを内科、眼科、耳鼻科などの医科クリニックに活用するため「医経統合実践会」を設立。

2011 年、アンリミテッド株式会社を設立。代表取締役に就任。

3 カ月に 1 度開催される通年制セミナー「医経統合実践塾」は、医院経営に対して意識の高い院長、スタッフが 120 名以上日本全国から集まり、自院の実践事例を共有し合う学びの場となっている。2018 年は 150 名が参加。

著書に『なぜあのクリニックは待ち時間があっても満足度が高いのか？―待ち時間対策 24 の手法』(中外医学社)、『診療所機能アップのためのクリニック・マネジメント入門―クリニックを「プロ集団」に変える 33 の秘訣』(医学通信社)、『歯科医院増患プロジェクト―スタッフみんなで取り組む 26 の手法』(デンタルダイヤモンド社)。その他クリニック経営誌にコラム、連載掲載多数。

さらに詳細なプロフィールは、スマートフォンのカメラで下記の QR コードを読み取って下さい。

パートスタッフ中心《ちゅうしん》のクリニックが
プロフェッショナルチームになる13の方法《ほうほう》 ©

発　行　2018年10月1日　1版1刷
　　　　2019年6月1日　1版2刷

著　者　根《ね》本《もと》和《かず》馬《ま》

発行者　株式会社　中外医学社
　　　　代表取締役　青木　滋
　　　　〒162-0805　東京都新宿区矢来町62
　　　　電　話　03-3268-2701(代)
　　　　振替口座　00190-1-98814番

印刷・製本/(有)祐光　〈HI・HU〉
ISBN978-4-498-04862-1　Printed in Japan